AF372902

COURS ÉLÉMENTAIRE

D'HYGIÈNE

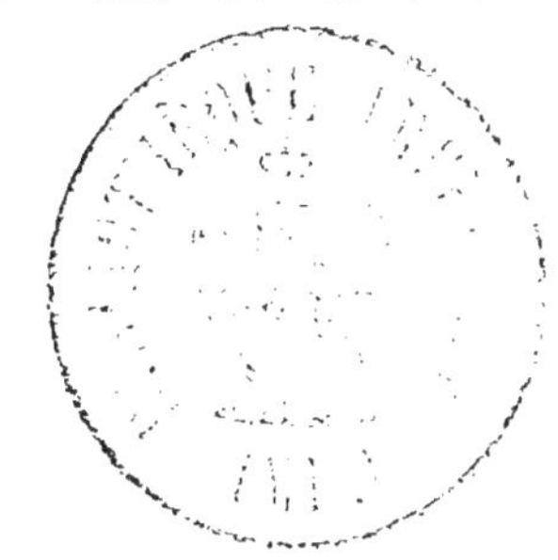

COURS ÉLÉMENTAIRE

D'HYGIÈNE

PAR

LE D A. TESSEREAU

Professeur d'Hygiène,
vice-président de l'Association polytechnique,
vice-président de la Commission d'Hygiène du 1er arrondissement,
chevalier de la Légion d'honneur, officier de l'Instruction publique.

OUVRAGE

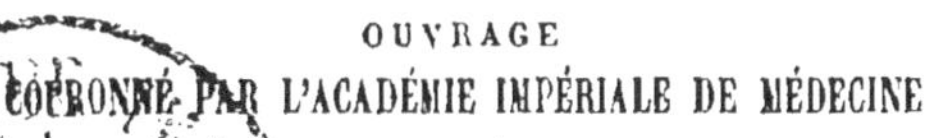

COURONNÉ PAR L'ACADÉMIE IMPÉRIALE DE MÉDECINE

La santé est la félicité du corps.

THALÈS.

TROISIÈME ÉDITION

REVUE ET CORRIGÉE

PARIS

LIBRAIRIE CLASSIQUE DE PAUL DUPONT

Rue de Grenelle-Saint-Honoré, 45.

1868

PARIS. — Imprimerie Paul Dupont, rue de Grenelle-Saint-Honoré. 45.

AVIS DE L'ÉDITEUR

Nous publions la troisième édition du *Cours d'Hygiène* de M. le docteur Tessereau. Ce livre est le résumé des leçons faites par l'auteur aux nombreux élèves qui suivent les cours de plus en plus appréciés de l'*Association Polytechnique*.

Les conseils donnés dans ce livre sont si pratiques et si clairement exposés qu'ils conviennent à tout le monde, car tout le monde a besoin de connaître et de suivre les règles de l'hygiène.

Son Excellence M. le Ministre de l'instruction publique a jugé ce livre digne d'être classé parmi les ouvrages donnés en prix dans les grandes institutions scolaires, et, en outre, de faire partie des livres placés dans les bibliothèques communales. Juste récompense d'un travail consciencieux qui, en 1854, a remporté *le 1er prix d'hygiène à l'Académie impériale de médecine!*

Nous extrayons du savant Rapport de la Commission les conclusions suivantes :

« Le Mémoire n° 13, œuvre de M. Tes-
« sereau, est un ouvrage excellent, atta-
« chant, bien fait, simple sans trivialité,
« rempli de faits intéressants, d'exemples
« bien choisis, de comparaisons ingénieu-
« ses. Votre Commission n'hésite donc pas
« à le mettre en tête de ceux dont vous avez
« à récompenser les auteurs. »

Nous devons ajouter que cet ouvrage vient d'obtenir une mention honorable à l'Exposition universelle de 1867.

PRÉFACE DE LA PREMIÈRE ÉDITION

L'*Association polytechnique* a été fondée en
1830 par d'anciens élèves de l'École polytechnique, qui se sont donné la mission d'en-
seigner gratuitement, aux ouvriers de Paris,
les éléments des sciences qui leur sont nécessaires pour leur instruction professionnelle ;
telles sont : la *grammaire*, l'*arithmétique*, l'*al-
gèbre*, la *géométrie*, la *chimie*, la *physique*, la
mécanique, la *géographie*, la *comptabilité*, l'*hygiène*, les *langues anglaise* et *allemande*, le
chant, le *dessin*, etc.

Les élèves qui suivent les cours de l'Association ne sont point ces enfants conduits à
l'école par leurs parents, ou n'y allant que
par la crainte des punitions : ce sont des
ouvriers livrés tout le jour à des travaux pénibles, et qui, après une journée bien remplie,
viennent chaque soir, de tous les quartiers de
Paris, consacrer à l'étude des instants que
d'autres abandonnent aux plaisirs, quelques-

uns même à la débauche. C'est donc l'amour de l'instruction qui amène ces hommes sur nos bancs; de même que c'est le dévouement au bien-être des ouvriers qui porte les professeurs à quitter des occupations sérieuses pour venir leur donner une instruction gratuite et fructueuse.

Chargé, depuis l'année 1842, du Cours d'hygiène, je me suis appliqué à présenter cette science sous l'aspect le plus facile à saisir ; et n'ayant accepté cette mission que dans le but d'être vraiment utile, j'ai dû étudier avec soin mon auditoire, me mêler avec lui, savoir ce qu'il appréciait et ce qu'il recherchait dans nos leçons. J'ai compris alors que le peuple intelligent et studieux qui vient à nos cours publics ne se contente point de simples affirmations comme celles-ci :

« Vous devez renouveler souvent l'air de vos chambres. »

Ou bien :

« La propreté est nécessaire à la santé. »

Il demande qu'on lui dise *pourquoi* l'air concentré est malsain; pourquoi la malpropreté cause des maladies. Et, lorsqu'on le lui a appris, satisfait de pouvoir lui-même s'en rendre compte, il est bien plus disposé et bien plus empressé à suivre les préceptes de la science qu'on lui enseigne et dont il comprend l'importance et l'utilité. Je puis ajouter encore que les règles de cette science restent bien mieux gravées dans son esprit.

Après avoir été convaincu de cette vérité, j'ai pensé que je devais baser l'enseignement de l'hygiène sur la connaissance des principales fonctions de la vie. J'ai dit alors à mes élèves :

« Vous respirez? — Pourquoi respirez-vous? — Que respirez-vous? » De là découlaient tout naturellement l'étude de la fonction de la respiration, et, comme conséquence, l'étude hygiénique de l'air atmosphérique. Passant de cette manière les principales fonctions en revue, j'ai pu remarquer alors que mes élèves me comprenaient mieux et prenaient un plus grand intérêt à mes leçons d'hygiène. Il est résulté, de ce mode de procéder, que j'ai été obligé de faire un peu de science; mais j'en ai fait le moins possible, et j'ai cherché à la rendre simple et claire.

L'hygiène ayant des points de contact nombreux avec plusieurs sciences, et entre autres avec la morale, j'en ai souvent tiré parti pour faire arriver à mon auditoire quelque bonne et utile vérité.

Enfin, dans ces leçons toutes paternelles et toutes bienveillantes, je me suis efforcé de montrer aux jeunes gens, qu'il est, dans le travail intellectuel, des jouissances et des satisfactions qu'ils chercheraient vainement ailleurs.

———

Depuis la publication de la première édition de ce livre, en 1855, l'*Association polytechnique* s'est considérablement développée : de nombreuses sections ont été ouvertes à Paris et dans la banlieue, et chaque soir plus de 20,000 auditeurs se réunissent pour entendre les leçons instructives de nos professeurs ; et l'hygiène que je professai seul autrefois est aujourd'hui enseignée dans toutes les sections par des médecins distingués, heureux de répandre des connaissances aussi utiles.

CONSIDÉRATIONS GÉNÉRALES

But et utilité de l'hygiène. — Comparaison entre l'habitant
des campagnes et l'habitant des villes. — De la santé. —
Du peu de soin qu'on apporte à sa conservation. — Les
préceptes de l'hygiène sont simples et faciles à suivre.

CONSIDÉRATIONS GÉNÉRALES

———

La médecine, considérée dans son ensemble, comprend l'étude de plusieurs sciences. Les unes lui apportent leur concours et la font marcher continuellement vers de nouveaux progrès, vers de nouveaux perfectionnements ; de ce nombre sont la physique, la chimie, l'histoire naturelle ; les autres, telles que l'anatomie, la physiologie, la pathologie, la thérapeutique, ont pour objet la connaissance de l'homme sain et celle de l'homme malade.

Que celui qui doit rester étranger à l'art de guérir abandonne complétement l'étude de l'homme malade aux méditations du médecin, voué de bonne heure à la grave et difficile mission de soulager les maux de l'humanité : cette étude lui serait non-seulement inutile, mais encore dangereuse ; car, messieurs, des connaissances incomplètes dans un art d'où dépend la vie de ses semblables pourraient causer de funestes erreurs, et il faut un grand courage et beaucoup de sang-froid pour voir dérouler devant soi le tableau vraiment effrayant des maladies si variées, si terribles, dont l'espèce humaine est affligée.

Il n'en est point ainsi de l'étude des sciences qui traitent de l'homme sain. — Un savant, un homme du monde, peut avoir le désir d'apprendre l'anatomie, c'est-à-dire la structure de notre corps ; il peut désirer savoir comment et pourquoi se font la respiration, la circulation du sang, la digestion et les autres fonctions du corps humain : ce qui constitue la physiologie. En même temps qu'il a satisfait une curiosité qui est loin d'être blâmable, il a acquis une nouvelle instruction.

Ainsi nous trouvons, dans la médecine, des branches que l'homme étranger à l'art de guérir ne doit point étudier, d'autres qu'il peut apprendre avec avantage.

Parmi celles-ci, il en est une que je ne vous ai pas encore nommée, qui offre non-seulement un attrait de satisfaction et de curiosité, mais encore un véritable intérêt joint à l'utilité la plus grande.

Cette science, messieurs, c'est l'HYGIÈNE.

Chargé de vous faire un cours d'hygiène, il est nécessaire que je vous fasse comprendre avant tout ce que c'est que cette science, que beaucoup d'entre vous n'ont peut-être jamais entendu nommer, et dont la connaissance est pourtant bien utile à tous les hommes, et, en particulier, à ceux qui vivent de leur travail.

Qu'est-ce donc que l'HYGIÈNE ?

L'hygiène est une science qui nous apprend quels sont les vrais besoins de l'homme, et comment il doit les satisfaire pour la conservation de sa santé.

C'est, en d'autres termes, l'art de conserver la santé.

Comprenez-vous déjà, messieurs, de quelle utilité doit être pour l'homme en général l'étude d'une science qui lui apprendra à régler ses besoins, de manière à se préserver de maladies dont il aurait ensuite tant de peine à se débarrasser?

Il est si nécessaire de répandre le plus possible les règles de l'hygiène, que nous sommes étonné que, dans un siècle où l'on s'occupe beaucoup de l'éducation à donner à la jeunesse, on n'ait pas encore songé à établir une chaire d'hygiène dans chaque collége, afin d'habituer de bonne heure les enfants à éviter les causes si diverses et si multipliées des maladies, et à connaître ce qui peut empêcher leur plus grand développement. Que d'hommes, en effet, s'ils étaient pénétrés des notions les plus simples, des règles les plus naturelles de l'hygiène, ne périraient point victimes de leur ignorance! Le pays a pourtant un grand intérêt à ce que les jeunes gens ne contractent pas de bonne heure ces maladies qui les empêcheront de remplir leurs devoirs envers la patrie, soit en les enlevant par une mort prématurée, soit en les laissant infirmes.

Je le répète, une chaire d'hygiène devrait être créée dans toutes les grandes institutions et surtout dans les écoles où le peuple envoie ses enfants ; car c'est à ces enfants, lorsqu'ils seront des hommes, que les travaux manuels, ces travaux si utiles au pays, seront confiés. Il faut donc qu'ils deviennent forts et robustes, et pour le pays et pour eux-mêmes.

Permettez-moi de vous prouver, par un exemple, l'importance des règles de l'hygiène.

Comparez, messieurs, un jeune homme de vingt ans, habitant une grande ville, Paris, par exemple, avec un homme du même âge ayant été élevé à la campagne. Voyez combien le premier est petit, maigre, pâle, et combien, au contraire, le deuxième est grand, fort, coloré. D'où vient cette différence ? Est-ce que l'habitant de la campagne travaille moins que l'habitant des villes ? Il se lève en été et en hiver avant le jour, pour se livrer aux rudes et pénibles travaux de la terre. Est-ce qu'il a une nourriture mieux soignée ? Il mange de la soupe au pain noir, des légumes, du fromage, et boit le plus ordinairement de l'eau pour faire digérer ce simple repas.

S'il est plus fort que vous, s'il est moins

souvent malade, c'est qu'il n'est pas, comme vous, soumis à toutes les pernicieuses influences qui règnent dans les grandes villes;

C'est qu'il respire toujours un air riche et pur, tandis que votre poitrine ne se dilate que pour recevoir un air pauvre, altéré et chargé d'émanations malsaines;

C'est que ses travaux, qui se font en plein air, développent son corps et lui donnent de la force ; tandis que ceux auxquels vous vous livrez dans des chambres étroites ou dans des ateliers encombrés et mal aérés vous fatiguent et vous énervent.

Sa nourriture est simple, mais naturelle. La vôtre est composée le plus souvent d'aliments de mauvaise qualité. Il boit l'eau pure de la fontaine; vous, au contraire, vous vous empoisonnez lentement avec un liquide qui a la couleur du vin, mais qui n'est pas du vin.

Et lorsque, le soir, l'habitant des campagnes, content de sa journée, est rentré au logis, il fait son dernier repas et va tranquillement chercher le repos.

Que fait alors l'ouvrier des grandes villes ?

En sortant de l'atelier, beaucoup, les plus jeunes surtout, courent prendre place dans une salle de spectacle.

Après avoir respiré pendant cinq heures un air altéré et corrompu, après avoir été saturé des émotions les plus vives, il s'apprête à regagner son lit, mais il y est poursuivi par les scènes dramatiques dont il vient de fatiguer sa jeune imagination ; et quand, enfin brisé par tant de fatigues, le sommeil viendra appesantir sa paupière, l'homme des champs, lui, reposé du travail de la veille, sera doucement éveillé par le retour de l'aurore, et gagnera, comme à l'ordinaire, le champ qu'il cultive pour nous nourrir tous.

Comprenez-vous maintenant, messieurs, pourquoi l'un est pâle et chétif; pourquoi, au contraire, l'autre est fort et robuste?

L'ouvrier des grandes villes est donc placé naturellement dans des conditions hygiéniques plus mauvaises que l'ouvrier des campagnes ; ses besoins les plus nécessaires à la vie sont incomplétement satisfaits; et de plus, ignorant les préceptes les plus simples et les plus salutaires de l'hygiène, il contribue, par ses actes de tous les jours, à altérer sa santé et à compromettre son existence.

Que faire pour obvier à ces inconvénients? Faut-il fermer les ateliers et renvoyer tous les ouvriers dans les campagnes? Les manufactures, les imprimeries, etc., sont d'une nécessité trop absolue à la vie actuelle pour qu'on puisse songer, par des motifs hygiéniques, à leur suppression.

Il est des positions dans la vie auxquelles il faut céder.

On ne peut empêcher le savant, le mathématicien, de passer la nuit entière à chercher un problème, le militaire de s'exposer sur le champ de bataille ; le médecin de se lever la nuit quand on vient le chercher pour un malade en danger, etc. Il y a, dans les sociétés humaines, des nécessités qui font loi; il faut s'y soumettre, mais en ayant soin d'observer les règles, d'ailleurs faciles à suivre, que nous trace l'hygiène. On parvient ainsi à anéantir ou au moins à diminuer considérablement les mauvais effets des

influences auxquelles on est malheureusement et forcément soumis, et à préserver
sa santé.

La santé est un bien précieux pour tous
les hommes, mais surtout pour celui qui vit
de son travail. Qu'un jeune ouvrier tombe
malade, il trouvera dans un hôpital les soins
que réclame son état, et s'il ne gagne rien, au
moins n'a-t-il aucune dépense à faire; mais
que cet ouvrier soit père de famille, qu'il ait
de jeunes enfants auxquels leur mère soit
tenue de consacrer tout le temps dont elle
peut disposer: le mari, ne recevant plus aucun
salaire, fera porter au mont-de-piété tout ce
qu'il a, pour subvenir aux dépenses de sa
maladie et à la nourriture de ses enfants. La
gêne la plus grande, bientôt suivie de la
misère, viendra tourmenter le pauvre malade
sur son lit de douleur.

Pour parer autant que possible aux fâcheuses
conséquences de la maladie on a multiplié à
Paris les moyens de venir en aide aux malades;
ainsi, l'administration générale de l'assistance
publique a agrandi le service des secours à domicile, et maintenant tout malade nécessiteux

qui redoute un séjour à l'hôpital peut recevoir chez lui et gratuitement les soins d'un médecin distingué et des médicaments appropriés à son état. Les plus malheureux reçoivent en outre du pain, de la viande, du vin et même de l'argent.

De plus, secours inappréciable et peut-être pas assez apprécié, le malade après sa guérison, soit qu'il ait été traité à l'hôpital, soit qu'il ait été soigné à son domicile, peut aller passer vingt jours de convalescence dans un asile impérial (les hommes à Vincennes, les femmes au Vésinet), où, grâce à un air vif et pur, à une nourriture saine et abondante, il retrouve les forces dont il aura besoin pour reprendre ses travaux. Il y a aussi la société de secours mutuels, institution excellente fondée sur l'épargne faite régulièrement par l'ouvrier en santé, et qui lui permet lorsqu'il est malade de recevoir les soins que réclame son état, plus une petite somme d'argent qui l'indemnise de la perte de sa journée de travail.

Malgré tous ces secours, je n'hésite pas à dire que pour l'ouvrier laborieux, la santé, c'est l'aisance, la joie, le bonheur ; la maladie,

c'est souvent la misère avec toutes ses conséquences.

Mais la santé est un de ces biens dont la possession ne s'apprécie pas et dont la perte seule se mesure. Peu d'hommes, en effet, au moment d'entrer au cabaret, sont arrêtés par cette pensée, que la débauche à laquelle ils vont se livrer peut occasionner une maladie longue et douloureuse. Il en est même que cette crainte n'arrêterait point, tant chez eux les passions sont fortes et déréglées.

L'hygiène, messieurs, est une science bien ancienne, plus ancienne que la médecine dont elle fait aujourd'hui partie.

Dans les temps primitifs, les hommes vivaient sans beaucoup de relations; réunis en tribus, ils choisissaient un chef parmi les plus sages et les plus estimés, et, confiants dans son intelligence et sa justice, ils se soumettaient sans peine à toutes les lois que celui-ci dictait toujours dans l'intérêt de tous. Le chef de tribu n'était qu'un père dont la famille se trouvait tout à coup de beaucoup augmentée; il était donc facile de pourvoir aux besoins hygiéniques de la multitude. C'est surtout dans l'hygiène que les premiers législateurs ont puisé les sages préceptes à l'aide desquels ils gouvernaient les hommes. Ainsi on trouve dans la loi de Moïse des règles de l'hygiène la mieux entendue.

Mais peu à peu ces tribus s'accrurent, les villages devinrent des villes, les villes des royaumes. Cette association des hommes entre eux, en grandissant, en se développant, a créé de nouveaux besoins et de nouveaux désirs. C'est alors que les passions les plus mauvaises prirent racine dans le cœur de l'homme, et les puissants de la terre se firent des guerres qui eurent le triste résultat de transplanter, d'un pays dans un autre, des maladies épidémiques qui décimèrent les populations. Les gouvernants, redoutant l'ambition qu'ils avaient fait naître par leurs exemples, craignant d'être à leur tour renversés, négligèrent les intérêts des masses, et consacrèrent tous leurs loisirs à travailler à leur propre conservation; de sorte que le peuple était privé des bienfaits de l'hygiène au moment où il en avait le plus grand besoin.

Nous revenons tous les jours, messieurs, à

de meilleures conditions. On s'occupe plus que jamais des classes laborieuses. L'hygiène privée et l'hygiène publique se donnent la main pour l'amélioration de l'homme.

C'est l'hygiène publique qui impose aux gouvernements l'assainissement des villes, et qui, pour cela, conseille l'élargissement des rues, l'établissement de fontaines, l'augmentation des places, la suppression des égouts découverts, etc.

Vous pensiez peut-être, messieurs, lorsque vous voyiez établir une fontaine sur une place, faire une plantation d'arbres, etc., que c'était dans le but unique de l'embellissement de la ville; c'était une erreur dans laquelle vous ne tomberez plus. Sans doute on songe bien aussi à frapper agréablement les regards, mais on a une pensée plus utile : une pensée d'assainissement.

Je termine en vous rappelant, messieurs, que l'homme a des besoins vrais, naturels, et des besoins factices. L'hygiène nous apprendra à les distinguer, à satisfaire les besoins naturels d'une manière convenable, et à repousser les besoins factices qui sont souvent dangereux.

Mais n'allez pas croire, messieurs, que j'ai à vous faire connaître, dans ces leçons, des moyens rares et extraordinaires.

Peut-être, tant les préceptes de l'hygiène sont simples, direz-vous quelquefois : Mais nous savions tout cela ! A cette exclamation, je répondrai comme l'oracle d'Esculape à la princesse Irène, qui prétendait aussi connaître tous les remèdes que lui proposait le dieu de la médecine : *Si vous les connaissez, que n'en usez-vous donc ?*

1

DE L'HOMME

De l'homme considéré en grand. — De la charpente osseuse.
— Des os, des muscles, des nerfs. — Du sang, circulation
du sang. — Respiration. — Alimentation. — De la peau. —
Des cinq sens : toucher, goût, odorat, ouïe, vue.

DE L'HOMME

« Le corps de l'homme constitue le plus
« compliqué de tous les systèmes; mais, vu
« dans son ensemble extérieur, il offre la plus
« grande simplicité, car il se réduit à ces trois
« grandes divisions : la tête, le tronc, les
« membres. — Mais quel accord, quelle har-
« monie entre la destination de ces masses
« principales et la manière dont elles sont
« disposées!

« La tête, siége du sentiment et de la pen-
« sée, est chez l'homme la partie la plus
« élevée; elle le couronne, comme il couronne

« lui-même la longue série des êtres animés,
« et c'est ce qui lui transmet ce caractère de
« noblesse et de grandeur qui devait en effet
« briller sur le front du roi de la création.
« Indépendamment de cette marque extérieure
« de dignité, en occupant ainsi la première
« place, la tête devient une espèce d'observa-
« toire, d'où l'âme en vigie découvre au loin ce
« qui lui est avantageux ou nuisible, et dirige
« les mouvements vers un but éminemment
« utile, celui de la conservation. C'est ainsi
« que l'homme évite ou repousse ce qui est
« capable de lui nuire, recherche, saisit, s'ap-
« proprie ce qui peut contribuer à son bien-
« être, et étend son empire sur tout ce qui
« l'entoure.

« Le tronc est le centre de l'organisation,
« il renferme des organes très-essentiels à la
« vie, tels que le cœur, les poumons, le foie,
« l'estomac, etc.

« Les membres supérieurs peuvent attein-
« dre, saisir une foule de corps plus ou moins
« élevés. Par leurs mouvements, aussi nom-
« breux que variés, ils protégent la tête et le
« tronc dont l'intégrité est si importante à

« l'exercice de la vie. Enfin les membres
« inférieurs sont à la fois la base de l'édifice
« vivant et les principaux organes de la loco-
« motion ; leur longueur est à peu près égale
« à la moitié de celle du corps. Ils parcourent
« l'espace, tantôt comme un ressort qui se
« détend, tantôt comme un compas qui che-
« mine, et établissent ainsi les innombrables
« rapports que l'homme entretient avec tout
« ce qui l'entoure (1). »

Si maintenant nous voulons pénétrer dans
l'intérieur du corps de l'homme, afin d'acquérir une connaissance plus approfondie des
diverses parties qui le composent, nous trou-
verons ici, comme dans tous les édifices, une
portion profonde, dure, solide, une sorte de
charpente chargée de soutenir les autres parties du corps et formée par la réunion des os.

Les os affectent diverses formes : ils sont
allongés, aplatis? concaves, convexes, etc.,
selon les parties du corps où ils sont situés,
selon les organes qu'ils ont à contenir : longs
et droits dans les membres, disposés en arc

(1) Broc, *Traité d'Anatomie.*

de cercle à la poitrine ; ils sont réunis à la tête de manière à former une véritable boîte dans laquelle le cerveau se trouve protégé.

La réunion de toutes les parties du système osseux constitue le squelette, espèce de charpente qui sert d'appui à tous les autres organes, et qui représente tantôt des leviers dont les muscles sont les puissances, tantôt des cavités destinées à loger les organes essentiels à la vie et à les garantir de l'action des corps extérieurs.

On désigne sous le nom général d'*articulations* les différents points de jonction des os. Ces articulations sont plus ou moins mobiles, selon que les mouvements doivent être plus ou moins étendus.

Les surfaces articulaires sont recouvertes d'une substance blanche, lisse, moins dure que l'os lui-même, et qui forme une sorte de coussin doublant l'extrémité des os. Mais ce ne sont point les seuls moyens employés par la Providence pour diminuer le frottement de ces jointures, car elle a placé dans l'articulation une espèce de poche membraneuse qui contient un liquide onctueux, remplissant dans l'articulation le rôle de l'huile que l'on verse dans les machines, et qui permet aux surfaces de glisser facilement les unes sur les autres.

Des ligaments très-fermes, très-résistants, empêchent leur déplacement en s'étendant de l'un des os à l'autre.

Les parties charnues qui recouvrent les os sont les muscles disposés de diverses façons, selon les diverses régions du corps. Instruments actifs de tous nos mouvements, ces muscles adhèrent fortement par leurs extrémités aux os qu'ils entraînent en se contractant.

Voyons ce qui se passe quand on veut fermer la main. Les muscles de l'avant-bras et de la main deviennent plus durs, plus fermes, plus courts, et forcent les os des doigts, auxquels ils s'attachent, à suivre le mouvement imprimé et à se fléchir.

Par l'exercice, ces muscles prennent du développement et de la force. Ils font sous la peau des saillies dures et fermes, tandis qu'au contraire ils s'affaiblissent quand on les laisse dans l'inaction.

Mais cette vertu qu'ont les muscles de se

contracter ne leur est pas propre ; ils la doi-vent à la présence d'autres organes, les nerfs.

Les nerfs sont de petits filaments blancs qui partent, les uns du cerveau, organe contenu dans le crâne; les autres, de la moelle épinière, que l'on peut considérer comme un prolongement du cerveau et qui est renfermée dans un long canal osseux formé par la super-position des vertèbres.

La vie est entretenue dans les os, les mus-cles et les nerfs, ainsi que dans toutes les parties qui constituent le corps humain, par le sang qui fournit à chacune de ces parties les matériaux dont elles ont besoin pour sub-sister et s'accroître.

Le sang est la source de tous les liquides formés dans le corps humain, tels que la sa-live, l'urine, la bile, les larmes, etc. Du cœur, agent central de la circulation, le sang se rend dans tous les organes par des canaux appelés artères, dont le calibre va progressivement en diminuant, à tel point qu'ils ont à peine la grosseur d'un cheveu dans leurs divisions extrêmes.

Chaque battement du cœur pousse une

nouvelle quantité de sang dans les vaisseaux.
Ce sang, après avoir servi d'aliment aux organes, s'altère; il perd ses qualités nutritives;
de rouge vermeil qu'il était, il devient noirâtre. Dans cet état, il ne possède plus la
faculté d'entretenir la vie, et il revient au
cœur par d'autres canaux qu'on appelle les
veines.

Que va faire le cœur de ce sang qui lui revient? Va-t-il le renvoyer de nouveau aux
organes qui en ont besoin? Mais ce sang,
nous vous l'avons dit, n'est plus assez riche
en principes nutritifs ; il est donc impropre à
entretenir la santé et le jeu régulier des organes : aussi, avant d'être reporté à ceux-ci
par l'action du cœur, il faut qu'il recouvre
les propriétés vivifiantes dont il est dépourvu.
Pour cela, voici ce qui arrive : le sang noir
des veines, le sang de retour, est envoyé par
le cœur dans les poumons. Là, il se passe un
phénomène chimique des plus intéressants.
L'air qui entre sans cesse dans les poumons,
pendant l'acte de la respiration, se trouve en
contact avec ce sang noir, lui cède une partie
de son oxygène, et, grâce au travail chimique

qui s'opère, ce sang redevient rouge et apte à communiquer de nouveau la vie aux organes.

Afin que cet important phénomène de la circulation pût s'opérer avec une harmonie et une régularité parfaites, il fallait que le cœur fût divisé en plusieurs cavités distinctes, ayant chacune une destination spéciale, pour que ces diverses sortes de sang ne se mêlassent pas entre elles. C'est ce qui a lieu. Le cœur est un organe creux, divisé en quatre cavités, ayant chacune un but distinct et une fonction invariable.

Je vais essayer de vous faire mieux saisir ce grand mouvement de la circulation qui s'exécute sans cesse au dedans de nous. J'espère qu'il vous sera plus facile ensuite de comprendre les effets de la respiration.

Supposons que les deux bassins, situés près le Panthéon, sur la place de l'Estrapade, et qui sont alimentés par le puits de Grenelle, soient pourvus d'une pompe puissante et de tuyaux qui se rendent dans chaque maison de la capitale. Les tuyaux du premier bassin apporteront à chaque habitant l'eau qui lui est nécessaire, et le résidu de ce liquide, au lieu d'être rejeté au dehors, comme cela se pratique ordinairement, sera versé dans un réceptacle auquel sera adapté un conduit destiné à ramener cette eau vers le deùxième bassin. Mais cette eau est altérée, et ne peut par conséquent être renvoyée dans cet état aux habitants de la ville.

Eh bien, établissons auprès de ce bassin un immense filtre, ou tout autre appareil propre à agir chimiquement sur le liquide et à lui rendre son état de pureté et de limpidité primitive (c'est ainsi que dans nos maisons nous utilisons les filtres pour enlever à l'eau de Seine toutes les substances qui la troublent), et l'eau, une fois modifiée, sera reversée dans le premier bassin pour être chassée de nouveau dans toute la ville par le mouvement de pression de la pompe. L'habitant de la ville, c'est l'organe du corps de l'homme qui reçoit le sang du cœur. Cette eau bourbeuse qui retourne vers le bassin, c'est le sang veineux qui a perdu sa pureté, qui est trouble, et qui revient vers le cœur pour être envoyé aux poumons, où il reprendra sa nature primitive à l'aide d'une opération chimique, absolument comme l'eau reprend sa limpidité dans le grand filtre que nous avons placé près de notre bassin.

Telle est, messieurs, la représentation, grossière sans doute, mais exacte, du mécanisme de la circulation chez l'homme.

En effet, le premier bassin et les tuyaux qui conduisent l'eau vers chaque maison vous représentent le cœur de l'homme et les artères portant le sang vers chaque organe du corps; le grand filtre chargé de purifier l'eau nous donne l'idée du poumon dont les fonctions sont de purifier le sang.

Si vous avez fait attention à ce que je viens de vous dire, savoir que le sang dépose dans chaque organe une partie de ses principes nutritifs, il vous sera facile de comprendre que, malgré la transformation du sang noir en sang rouge opérée dans les poumons, s'il ne se trouve pas dans l'individu une nouvelle substance qui puisse se mêler au sang et devenir sang elle-même, il arrivera un moment où ce sang ne possédera plus assez de matériaux

pour nourrir le corps de l'homme. Il en est
de ce liquide comme de l'huile qui s'épuise
dans la lampe, et que l'on est obligé de renouveler pour entretenir la lumière.

Ce principe nutritif, appelé à réparer les
pertes éprouvées par le sang, nous est fourni
par l'alimentation. L'aliment, quand il est
introduit dans l'estomac, est bien loin de res-
sembler à du sang, et sa transformation
exige un long travail que je vous explique-
rai en détail quand nous traiterons des aliments.

Les organes chargés des importantes fonctions dont je viens de vous entretenir, sont
recouverts, garantis, protégés par la peau,
vaste membrane qui enveloppe complétement
le corps de l'homme.

La peau, pourvue d'un grand nombre de
filets nerveux, et, par conséquent, douée
d'une excessive sensibilité, nous met en rapport avec tous les corps extérieurs en nous
transmettant les impressions qu'elle reçoit.

Cet organe, percé d'un nombre infini de
petites ouvertures qui laissent passer la sueur

et la transpiration, est recouvert de l'épiderme, qui est appliqué sur la peau pour la protéger à son tour, et qui durcit et s'épaissit considérablement lorsque la peau est soumise à des frottements répétés.

Lorsque toutes les fonctions dont nous avons parlé s'exécutent convenablement, l'homme vit. Mais cette vie peut être comparée à celle des plantes, qui, elles aussi, respirent et se nourrissent.

Est-ce donc là l'existence que Dieu destinait à l'homme? Non, messieurs. Cette vie n'est pas la vie complète de l'homme, c'est l'union de l'âme avec le corps qui forme la créature humaine; ainsi, à cette vie purement matérielle, semblable à celle des autres animaux, vient s'ajouter une autre vie, la vie intellectuelle, la vie de l'âme qui trouve dans son corps tous les instruments dont elle a besoin pour entrer en communication avec le monde extérieur.

C'est l'âme qui donne à l'homme le pouvoir de sentir et d'apprécier sa propre existence; le pouvoir de raisonner sur lui-même et sur tout ce qui l'entoure; le pouvoir enfin de se mettre volontairement en rapport avec tout ce qui peut favoriser sa conservation.

Le cerveau, siége principal de l'âme, est le centre qui reçoit toutes ces impressions par l'intermédiaire de filets nerveux qu'il envoie à des organes particuliers, les organes des sens, chargés spécialement de mettre l'homme en communication avec le monde extérieur.

Les nerfs qui partent du cerveau n'ont donc pas tous pour mission de faire contracter les muscles et exécuter les mouvements. Il en est qui doivent recevoir les impressions du dehors et les faire parvenir au cerveau.

Cinq sens sont chargés de ces fonctions : le toucher, le goût, l'odorat, l'ouïe et la vue.

DU TOUCHER.

La peau, disions-nous tout à l'heure, pourvue de beaucoup de nerfs, est douée d'une grande sensibilité. Elle transmet au cerveau les impressions qu'elle reçoit.

La main, qui est l'organe principal du toucher, ne reçoit pas ses impressions autrement que par la peau, qui, fine et souple à l'extrémité des doigts, est parcourue par des nerfs très-sensibles : les doigts, pouvant se promener autour des objets, en examiner les contours, se rendent non-seulement compte de la température et de la cohésion de ces objets, mais ils en apprécient encore la forme et le volume.

Remarquez la structure de ces doigts, qu'il vous est si facile de plier, d'écarter, de tourner en tous sens, de courber à votre gré, et vous reconnaîtrez que la main est évidemment destinée à des opérations de tout genre et à des travaux de toute nature. Ces monuments d'architecture, ces machines puissantes, ces productions diverses des arts et de l'industrie, qui provoquent l'admiration, sont l'ouvrage de la main de l'homme.

DU GOUT.

On goûte par la langue et par quelques autres points de la bouche. Les substances introduites dans cette cavité sont humectées par la salive, ce qui permet à des nerfs spéciaux placés dans la langue, et surtout à la pointe de cet organe, de faire apprécier par le cerveau leur saveur, amère ou acide, agréable ou désagréable.

Ce sens, très-développé chez certains animaux, est placé à l'entrée du canal qui reçoit les aliments ; il indique à l'homme et à ces animaux les aliments qu'ils doivent prendre, ceux qu'ils doivent repousser.

DE L'ODORAT.

Le sens de l'odorat partage avec le goût la fonction de nous éclairer sur la qualité des substances alimentaires.

La plupart des corps laissent échapper

dans l'air des particules odorantes, qui, introduites dans les narines par le mouvement d'inspiration, font impression sur la membrane muqueuse qui tapisse les fosses nasales, et sur les nerfs répandus dans cette membrane. C'est ainsi que l'odeur parvient jusqu'au cerveau. Ces parfums si suaves et si doux des fleurs de nos jardins ne contribuent ni à la conservation ni au développement de l'homme, mais ils répandent sur son existence un certain charme qui augmente son bien-être.

DE L'OUIE.

Le sens de l'ouïe a un organe très-compliqué. Il est situé sur les parties latérales du crâne. L'air, agité par les vibrations du son, vient frapper l'oreille.

Toutes les parties qui composent cet organe sont alors mises elles-mêmes en mouvement, et font ainsi arriver les ondes sonores jusqu'au cerveau.

Voilà bien un véritable sens de la vie intellectuelle. Quel charme il répand sur notre existence ! Entendre la voix de l'homme, le chant joyeux et mélodieux des oiseaux, se laisser emporter dans les doux ravissements que nous procurent les accents de la musique, n'est-ce pas, en effet, se sentir vivre ?

Voulez-vous acquérir la preuve que c'est le cerveau qui apprécie les impressions, et non pas les organes ; voyez ce qui se passe à l'égard de l'ouïe. Pour entendre, il faut écouter. Or, quoique le son vienne frapper l'oreille, si le cerveau n'a pas prêté attention, il n'a pu entendre, et, lorsque quelqu'un nous ennuie et nous fatigue par ses bavardages, nous le laissons parler, et, portant l'action de notre intelligence sur un autre sujet, nous n'entendons plus qu'un bruit confus. Au contraire, éprouve-t-on du plaisir à entendre, on s'approche de la personne qui parle, on prête une oreille attentive, on ouvre même la bouche ; il semble, tant l'attention est grande, qu'on veuille écouter de tous les sens à la fois.

DE LA VUE

Il n'est rien de plus curieux, rien de plus intéressant à étudier que l'œil, organe chargé du sens de la vue; mais, comme l'oreille, c'est un organe très-compliqué. Les rayons lumineux, après avoir traversé des membranes, des liquides, des corps transparents, qui doivent les réunir en un faisceau, apportent l'image même de l'objet lumineux au fond de l'œil, où cette image est retracée sur une membrane toute nerveuse, absolument comme sur un miroir, et d'où elle est transmise au cerveau par le nerf optique.

Ai-je besoin d'entrer avec vous dans de grands détails pour faire sentir quels immenses services l'œil rend à l'homme au point de vue de la santé et de son bonheur? Cet organe ne le prévient-il pas sans cesse de tous les accidents qui menacent sa vie? et n'est-ce pas en même temps par l'œil qu'il goûte le plus de jouissances? La vue ne l'emportet-elle pas sur tous les autres sens pour les charmes qu'elle répand sur l'existence ?

L'oreille peut se lasser d'entendre, l'œil ne se fatigue jamais de voir, d'admirer les œuvres de l'art et les étonnantes merveilles de la création.

L'œil, placé à la partie supérieure du visage, très-près du cerveau, sert encore à donner à la physionomie de l'homme un remarquable cachet de beauté et de noblesse. Selon que son expression est plus ou moins vive, la physionomie est douce ou fière, spirituelle ou niaise. L'œil est, dit-on, le miroir de l'âme ; et, en effet, s'il aide à caractériser la physionomie farouche du criminel, il nous fait reconnaître, dans la jeune fille, la douce candeur et la chaste modestie.

L'œil, à cause même de son utilité et de ses importantes fonctions, ne pouvait être caché comme l'ouïe dans un conduit osseux, étroit et parfaitement protégé. Cependant avec quel art ce précieux organe a été autant que possible soustrait aux effets des chocs extérieurs ! Les paupières, ces voiles mobiles terminés par les cils, le recouvrent, et, en se fermant avec une grande rapidité, elles empêchent l'entrée dans l'œil d'une foule de petits corps ou poussières qui voltigent dans l'air. Le sourcil, qui s'avance au dessus et en avant, le protége encore ; enfin les larmes, en humectant sans cesse sa surface, atténuent les effets de l'air et du vent.

Par l'étude et par l'application, les sens acquièrent une plus grande finesse. C'est ainsi que le gourmet reconnaît entre mille la qualité et le cru des vins qu'il goûte, que le musicien entend, saisit dans un concert des beautés ou des défauts qui, pour nous, passent inaperçus.

Quelques-uns des sens peuvent se suppléer. Ainsi, chez l'aveugle, le toucher, après avoir acquis par l'étude un développement vraiment extraordinaire, lui fait apprécier une foule d'objets et lui permet de lire, de faire de la musique ou de travailler, absolument comme s'il voyait.

Ce n'est pas tout encore : Dieu n'a point laissé son œuvre inachevée. Il a posé un terme à l'existence de l'homme ; mais il a voulu que

. sa vie se continuât en quelque sorte dans celle de ses enfants, qu'il pût leur léguer son nom et le fruit de son travail, et qu'après les avoir environnés de sa sollicitude, chéris avec tendresse, il reçût dans sa vieillesse la récompense de ses soins et de son affection, en se voyant entouré d'eux, soutenu et consolé dans le moment suprême où tout ici-bas vous quitte et vous abandonne.

L'existence de l'homme se perpétue ainsi sur la terre, puisqu'il survit dans ceux auxquels il a donné le jour. C'est l'image d'un flambeau qui, avant de s'éteindre, transmet à d'autres sa flamme et son éclat.

II

RESPIRATION

Fonctions de la respiration. — Du poumon. — De l'air. — Propriétés chimiques et physiques de l'air. — Pesanteur de l'air. — Chaleur de l'air. — Du froid et de ses effets. — Moyens de chauffage. — Des changements de température et de leurs effets nuisibles. — De l'électricité. — Effets des poussières et des émanations. — Résumé pratique de l'hygiène de la respiration. — Des habitations. — Conseils sur l'asphyxie. — Premiers secours à donner aux personnes noyées ou asphyxiées.

RESPIRATION

L'homme peut vivre pendant quelque temps sans manger, sans boire, sans dormir ; il ne lui est pas possible de vivre deux minutes sans respirer. Donc, la respiration est une des plus importantes fonctions de la vie, et, puisque c'est l'air atmosphérique que nous respirons, il s'ensuit que, de tous les corps qui nous entourent, l'air doit être considéré comme étant le plus indispensable à notre existence.

Étudions ensemble le poumon, organe de la respiration, et l'air, agent principal de cette fonction.

DES POUMONS.

Les poumons sont deux organes spongieux, situés dans la poitrine, l'un à droite, l'autre à gauche, séparés l'un de l'autre par le cœur et communiquant à l'extérieur par un tube qui remonte en avant du cou et aboutit au dehors par l'intermédiaire de la bouche et des fosses nasales.

Voulez-vous avoir une idée à peu près exacte des poumons?

Supposez un arbre sans feuilles, suspendu par la tige, le tronc droit, unique d'abord, puis divisé en deux grosses branches, l'une à droite, l'autre à gauche, et ces branches donnant naissance à une infinité de petits rameaux. Enlevez par la pensée la moelle contenue dans les branches et les rameaux; vous aurez alors un canal qui, de la tige, se continue dans les plus petits rameaux, et qui vous présentera l'image véritable du tube aérien du poumon de l'homme.

Un vaisseau partant du cœur et rempli de sang noir se dirige vers chaque poumon, où il arrive en se divisant en un nombre considérable de petits vaisseaux. C'est un second arbre dont le tronc répond au cœur et les branches au poumon. Ces branches viennent s'enchevêtrer dans celles du poumon, et le sang reçoit le contact de l'air à travers l'écorce de ces diverses branches, ou, pour faire cesser la comparaison, à travers les membranes du tube aérien.

Il y a dans l'acte de la respiration deux temps. Au premier, la poitrine se gonfle, s'agrandit, à mesure que l'air se précipite par le nez ou la bouche, dans le tube dont je viens de vous parler, et pénètre dans le poumon. Au second, la poitrine se resserre, l'air est chassé au dehors.

Maintenant que nous connaissons le poumon, étudions l'air atmosphérique.

DE L'AIR.

Vous avez appris, dans les cours de géographie céleste que vous font nos savants collègues, que la terre est une planète de forme sphérique qui tourne autour du soleil. La terre est complétement enveloppée par une masse de fluide, disposée par couches et qu'on pense devoir s'élever à une hauteur de douze lieues environ. Ce fluide, *c'est l'air atmosphérique servant à entretenir la vie de tous les animaux qui habitent la terre, et de tous les végétaux qui y croissent.*

Cette propriété d'entretenir la vie, l'air ne la possède pas dans toute son épaisseur, car à une certaine hauteur les animaux ne vivent plus. A la hauteur de 4,000 mètres, les arbres cessent de croître et la terre ne porte qu'un gazon très-maigre et très-bas. Enfin on ne rencontre aucune trace de végétation à 6,600 mètres au dessus du niveau de la mer.

PROPRIÉTÉS CHIMIQUES DE L'AIR.

L'air n'est point un élément, comme on l'avait cru longtemps, c'est-à-dire un corps qui ne peut être décomposé. La chimie, science pour ainsi dire toute nouvelle, mais qui a fait des progrès immenses dans ces derniers temps, a prouvé que ce prétendu corps élémentaire est composé de deux gaz, appelés, l'un oxygène, l'autre azote, qui entrent dans sa composition, l'oxygène pour un cinquième environ, l'azote pour quatre cinquièmes, plus une faible quantité d'acide carbonique, un millième environ.

On a voulu savoir quel rôle jouait chacun de ces gaz dans l'acte de la respiration. — Par une première expérience, on s'est assuré que les animaux ne pouvaient vivre dans un air qui n'est pas renouvelé. Ainsi un oiseau fut placé dans sa cage, sous une cloche, de manière à empêcher l'air extérieur d'arriver à ses poumons. L'oiseau, après avoir respiré toute la partie d'air respirable contenue dans sa cage, mourut. L'air examiné fournit une quantité d'oxygène inférieure à celle de l'air ordinaire et une plus grande quantité d'acide carbonique.

Dans une seconde expérience, on essaya de faire vivre un autre oiseau dans le gaz azote seul, et l'oiseau succomba rapidement.

Enfin, dans une troisième expérience, on ne fit arriver que de l'oxygène à l'animal ; celui-ci, après s'être beaucoup agité, succomba aussi, et on trouva les poumons enflammés comme si la vie avait été trop vive, trop énergique.

Il résulte de ces expériences bien simples, mais très-intéressantes, que l'air atmosphérique doit ses propriétés vivifiantes à la présence de l'oxygène, gaz qui cependant ne peut seul entretenir la vie.

La découverte des principes qui constituent l'air n'est pas ancienne, elle date de la fin du siècle dernier. Elle est due à l'un de nos plus célèbres chimistes français, au savant Lavoisier.... Savez-vous, messieurs, comment a fini ce savant dont la France s'enorgueillit aujourd'hui?... Il dut, comme tant d'autres, porter sur l'échafaud révolutionnaire cette belle et intelligente tête toute pleine encore de découvertes utiles à la science et à son pays, et peut-être à jamais perdues!

Ah! messieurs, combien de grandes et fécondes idées, combien d'utiles travaux ont été ainsi arrêtés dans leurs développements pendant ces tourmentes politiques! Combien de lumières ont été éteintes qui pouvaient encore longtemps briller et éclairer le monde!

L'air une fois introduit dans les poumons, dans les proportions que nous venons d'indiquer, agit chimiquement sur le sang, de telle façon que le sang, qui en arrivant aux poumons est *noir*, devient *rouge* avant de retourner vers le cœur, et, après cette opération, l'air, qui était entré dans les poumons par un mouvement d'*aspiration*, est reporté au dehors par un mouvement contraire au premier, c'est-à-dire par un mouvement d'*expiration*.

Cet air est chassé parce que lui-même il a besoin d'être renouvelé pour agir sur le sang, et, en l'examinant à sa sortie du poumon, le chimiste trouve qu'il a perdu de son oxygène, gaz vivifiant, et qu'il a acquis au contraire de l'acide carbonique, gaz dont il suffit de respirer une faible quantité pour amener la mort.

PROPRIÉTÉS PHYSIQUES DE L'AIR.

L'air n'agit pas seulement sur l'homme et sur les animaux par son introduction dans les poumons; il agit encore par son poids, par ses différents degrés de chaleur ou de froid, de sécheresse ou d'humidité, etc.

Étudions ces diverses manières d'agir de l'air atmosphérique; nous verrons ensuite quels sont les moyens que l'art emploie pour opérer dans l'atmosphère des modifications avantageuses à la santé de l'homme.

L'air est transparent et invisible. On a très-bien étudié les effets de l'air, mais on n'a jamais vu ce fluide. Ainsi on pourrait croire qu'ici, par exemple, il n'y a rien entre vous et moi : mais essayez d'agiter vivement le bras, vous sentirez que vous avez imprimé un mouvement qni a fait remuer les choses légères qui sont près de vous.

Vous voyez la lumière vaciller quand vous marchez en portant un flambeau ; il y a donc quelque chose que votre bras a déplacé dans son brusque mouvement et qui fait vaciller la lumière : ce quelque chose, c'est l'air atmosphérique.

Quand, d'un étage élevé, on jette un objet à terre, cet objet, s'il est léger, n'arrive pas tout de suite à sa destination : il oscille, il semble retenu. C'est qu'en effet l'air ne lui permet de traverser que peu à peu ses différentes couches ; on a la preuve de ce fait par des expériences physiques.

Si, après avoir extrait l'air contenu dans un long tube de verre, on y introduit deux objets, l'un léger, l'autre plus lourd, et qu'ensuite on renverse le tube, les deux objets arrivent très-vite et en même temps à son extrémité. Tandis qu'au contraire, si on laisse pénétrer l'air dans le tube et qu'on répète l'expérience, les objets, quoique soumis aux lois de la pesanteur, qui agissent avec la même intensité sur les deux, tombent inégalement : le plus lourd traversant plus facilement les couches de l'air arrive le premier, le plus léger arrive le second.

L'air est partout répandu dans la nature. Sa fluidité lui permet de se déplacer, de se renouveler souvent, de s'approprier toutes les formes et de pénétrer tous les corps.

Un morceau de sucre plongé dans l'eau laisse apercevoir de petites bulles qui viennent s'ouvrir à la surface du liquide : c'est l'air contenu dans le sucre qui s'échappe.

L'air est un fluide compressible et élastique. Quand on l'introduit dans une vessie, par exemple, on peut appuyer avec une certaine force sur cette vessie avant qu'elle se déchire, et, si l'on cesse de la comprimer, l'air se dilatant, la vessie reprend sa première forme.

Cette compressibilité de l'air permet de faire pénétrer des ouvriers dans des lieux privés d'air ou contenant un air empoisonné. Vous avez dû voir des hommes descendre au fond de l'eau pour y travailler. Ces hommes ont un costume particulier, leur tête est logée dans un casque muni d'une glace épaisse au devant de la figure, et ils reçoivent par un long tube l'air comprimé qu'ils respirent pendant leur travail.

PESANTEUR DE L'AIR.

L'air est lourd, plus lourd à la surface de la terre que sur le sommet des montagnes. C'est pour cela que les ballons ont une moins grande vitesse d'ascension à une certaine hauteur, et finissent même par s'arrêter, car ils rencontrent un air plus léger qu'eux.

La pression qu'il exerce sur le corps de l'homme est évaluée à 16,000 kilogrammes. Cette pression, qui doit vous paraître énorme, est cependant très-facilement supportée, parce qu'elle a lieu dans tous les sens et d'une manière égale sur tous les points du corps, et que les fluides intérieurs font équilibre à la pression de l'air. Par la même raison, les poissons placés au fond des mers supportent un poids beaucoup plus considérable sans en éprouver la plus légère altération.

Quand on veut poser une ventouse, on enlève l'air qu'elle contient, soit en l'aspirant au moyen d'une pompe, soit en le brûlant avec de l'alcool, et on applique vivement la ventouse sur la peau, qui, se trouvant soustraite à la pression immédiate de l'air, se gonfle et se gorge de sang. La ventouse ainsi comprimée par l'air extérieur tient très-fortement à la peau ; mais si, par un mouvement du corps, il se fait la plus légère séparation, l'air se précipite immédiatement par cette ouverture, la peau, se trouvant de nouveau soumise à la pression immédiate de l'air, s'affaisse, et la ventouse se détache.

Tels sont les effets de la pression lorsqu'elle s'exerce inégalement sur le corps.

Si, au contraire, cette pression a lieu d'une manière égale, le corps ne s'aperçoit pas de ce poids et ressent même un certain bien-être, surtout lorsque l'air a acquis sa plus grande force de pression.

C'est sur les variations dans la pesanteur de l'air qu'on a fondé la construction du baromètre, instrument qui ne nous indique les changements de temps que parce qu'ils sont accompagnés d'un changement dans le poids spécifique de l'air.

Dans les ascensions, soit sur des montagnes très-élevées, soit en ballon, à 3 ou 4 mille mètres, la respiration est difficile ; les organes n'étant plus assez comprimés par l'atmosphère, les vaisseaux cèdent à l'action du liquide qu'ils contiennent : il en résulte des hémorragies par le nez, les yeux, les oreilles, etc.

L'élévation la plus considérable à laquelle l'homme soit encore parvenu est celle de 7,200 mètres. C'est M. Gay-Lussac qui, parti du Conservatoire des arts et métiers, dans un aérostat, en 1804, s'est élevé à cette prodigieuse hauteur.

DES VENTS.

L'atmosphère suit la terre dans son mouvement de rotation, mais avec une moindre vitesse. Cette masse de fluide est agitée par les vents qui peuvent être assez violents pour produire des tempêtes, déraciner des arbres, renverser des maisons.

Les vents modifient la température de l'air selon les lieux d'où ils viennent; ainsi les vents du nord et du nord-est, en France, sont très-froids, parce qu'ils nous arrivent de la Russie et de la Sibérie; les vents du sud et du sud-ouest sont au contraire chauds et humides. Ils ont passé sur les sables brûlants de l'Afrique et traversé la mer. Les vents d'ouest s'imprègnent d'humidité sur l'océan et nous amènent des nuages qui produisent la pluie. Les vents peuvent être les agents de transmission de maladies épidémiques en se chargeant d'émanations délétères qu'ils transportent au loin. D'un autre côté, ils font souvent disparaître les épidémies en chassant et en dispersant les miasmes méphitiques qui altèrent l'air d'une contrée.

Un vent frais et modéré nous plaît, il agite à la façon d'une douche; mais il ne faut pas marcher contre le vent ni rester immobile dans un courant d'air, comme il s'en établit dans les rues, sous les portes cochères et dans nos maisons, parce que le choc de l'air peut déterminer des rhumes, des maux de gorge, et même des maladies plus graves si le corps est en transpiration.

DE LA CHALEUR.

La terre reçoit des rayons du soleil la chaleur et la lumière; mais le soleil ne pouvant envoyer ses rayons en même temps sur toutes les parties de la terre, qui tourne sans cesse sur elle-même, il en résulte des alternatives de chaleur et de froid, de jour et de nuit.

Lorsque nous sommes placés, par rapport au soleil, de manière à recevoir ses rayons perpendiculairement, la température de l'air est très-élevée, les jours sont longs, les nuits sont courtes. La température baisse, au contraire, et les jours diminuent à mesure que ces rayons arrivent plus obliquement sur nous; la température baisse même au point que nous éprouvons une sensation tout opposée à celle de la chaleur, la sensation du froid.

L'air devra avoir, vous le sentez bien, une action différente sur le corps, selon les différents degrés de température. — Dans nos climats tempérés, avec la succession régulière de nos quatre saisons, nous n'avons guère à souffrir de ces températures extrêmes, soit de chaleur, soit de froid, qui frappent sur certaines contrées de la terre. Cependant, dans les journées très-chaudes de l'été, l'air, échauffé, se raréfie, devient de plus en plus léger, et suffit à peine à la satisfaction convenable du besoin de respirer, et alors nous nous plaignons que l'air est trop lourd, que nous étouffons. Il faudrait dire, au contraire, que nous manquons d'air, ce qui est vrai; car la respiration se fait mal, la peau est gonflée, on se sent très-apathique, très-peu disposé au travail, le corps est couvert de transpiration.

Il n'est pas en notre pouvoir d'empêcher cette chaleur de l'air atmosphérique; mais nous pouvons nous mettre à l'abri des rayons du soleil, et faire baisser cette température autour de nous. Si les églises, les caves ou tous les lieux bien clos sont frais pendant l'été, c'est que les rayons du soleil n'y pénètrent pas et n'échauffent pas l'air. Il faut donc, autant que possible, se placer dans ces conditions : fermer les fenêtres, les volets, les rideaux ; établir des bassins dans les grands ateliers, parce que l'eau, en passant à l'état de vapeur, enlève à l'atmosphère une partie de son calorique. Il faut aussi diminuer la chaleur propre du corps en prenant fréquemment des boissons fraîches, en se nourrissant d'aliments peu excitants, et en se couvrant de vêtements légers.

DU FROID.

Les effets du froid sont plus marqués que ceux de la chaleur ; ils sont plus vivement sentis lorsque le froid succède brusquement à un air chaud. Les vieillards, les individus faibles, les convalescents, ceux qui prennent peu d'exercice, sont plus promptement et plus désagréablement impressionnés par le froid que les hommes forts qui travaillent et qui jouissent d'une bonne santé.

Les températures modérées sont celles dont le corps paraît s'accommoder le mieux. Dans les climats un peu plus froids que le nôtre, mais encore modérément froids, les hommes sont d'une taille élevée, robustes et courageux. Si on avance plus loin dans le Nord, on trouve une température très-froide qui altère la constitution des hommes et arrête leur développement physique et intellectuel. Tel est le cas des Lapons, des Samoyèdes et des Esquimaux.

Le froid modéré nous rend plus légers, plus dispos; un froid trop vif, au contraire, nous engourdit, la peau éprouve une sensation douloureuse, elle se crispe, ses fonctions sont ralenties et même arrêtées, elle prend une teinte violette. Si l'on ne parvient pas à vaincre cet état de torpeur, ou si l'air extérieur continue à enlever à notre corps de son calorique, une partie du corps et même le corps tout entier peuvent être frappés de mort.

Ces effets d'un froid excessif se voient rarement en France; il n'en est pas de même dans
le nord de l'Europe. La génération actuelle se
souvient des souffrances de nos braves soldats
revenant de Moscou en 1813, et tombant en-
gourdis sur le chemin, qu'ils semaient de
morts et de mourants. Dans ce douloureux
épisode de l'histoire de nos guerres, combien
d'hommes y ont perdu l'usage d'une partie de
leurs membres, combien d'autres y ont trouvé
la mort !

Nous vous disions, il y a quelques instants,
qu'il ne nous était pas possible d'empêcher
l'air de s'échauffer par les rayons ardents du
soleil ; nous ne pouvons pas davantage l'empêcher de se refroidir ; mais, en interposant,
entre notre corps et l'air extérieur, des vêtements épais, nous pouvons diminuer le refroidissement du corps. Tant que le froid n'est pas
trop vif, le travail, l'exercice et les vêtements
suffisent pour maintenir l'équilibre.

Dans les froids très-rigoureux, on éprouve
un besoin extrême de dormir. Malheur à celui
qui se laisse aller à ce besoin, car il pourrait
bien ne pas se réveiller ! — Pendant le som-

meil, en effet, les sources du calorique naturel de l'homme diminuent, le corps ne pouvant plus réagir, le froid le pénètre peu à peu et arrête tous les mouvements, toutes les fonctions. Aussi, dans cette malheureuse retraite de Moscou, les chirurgiens de l'armée et les chefs recommandaient-ils de la manière la plus expresse de ne laisser personne s'endormir sur le chemin et de forcer tout le monde à marcher.

La température qui nous impressionne le plus désagréablement, et dont nous avons le plus à souffrir dans nos climats, est la température froide et humide. Il semble, en effet, que cette humidité pénètre dans le corps et circule à l'intérieur, car alors on éprouve un froid très-désagréable. — Un bon feu est ce qu'il y a de mieux, avec de bons vêtements, pour combattre les effets de ce froid.

DES MOYENS DE CHAUFFAGE.

Pour nous préserver du froid dans nos maisons, nous avons divers moyens.

Nous pouvons aisément élever la température par la chaleur artificielle, en déterminant la combustion de substances qui sont à notre portée, telles que le bois, le charbon de terre, le coke, et les mottes, qui sont surtout employées par beaucoup d'ouvriers à Paris. Ces combustibles sont introduits dans des poêles ou dans des cheminées, et si l'on a soin d'établir un courant d'air convenable, la combustion se fait en entraînant au dehors toute la fumée qui se dégage pendant cette opération.

Le feu égaye, distrait. Pendant l'hiver, on éprouve une véritable jouissance à travailler, à lire, à méditer devant un feu bien embrasé.

Le bois et le charbon de terre qu'on brûle dans une cheminée envoient bien aux personnes placées devant le feu des rayons de leur chaleur, mais ces rayons ne suffisent pas ordinairement pour chauffer convenablement toute une pièce. Il n'en est pas de même du poêle, qui a l'avantage de mieux échauffer une chambre à l'aide du rayonnement de son foyer et de ses tuyaux. Le poêle convient surtout dans les ateliers ou dans les chambres où l'on travaille et où l'on ne peut pas toujours être près de la cheminée ; la chaleur est plus également répandue dans l'atmosphère, ensuite, et, c'est bien encore une considération importante pour vous, la chaleur qu'on se procure au moyen du poêle est plus économique.

Cependant ce moyen de chauffage présente quelques inconvénients et exige quelques précautions. Ainsi les poêles de tôle et de fonte s'échauffent très-vite, mais ils répandent une odeur désagréable et dessèchent l'air. Cette chaleur vive occasionne des maux de tête. Les poêles de faïence ne présentent pas tous ces inconvénients, et, s'ils s'échauffent moins vite, ils gardent aussi bien plus longtemps leur chaleur.

Il faut toujours avoir soin de mettre un vase rempli d'eau sur le poêle, afin de rendre à l'air l'eau qui est absorbée par le calorique.

La chaleur des poêles ne doit point être portée à une température aussi élevée qu'on le fait assez généralement, car, outre le malaise qu'on éprouve dans une atmosphère trop chaude, on s'expose aux funestes effets d'un changement trop brusque de température lorsque l'on doit sortir. Vous comprenez bien que si, par un temps froid, vous mettez la température de votre chambre à 15 degrés au-dessus de zéro, cela suffit amplement ; il n'est pas nécessaire de transformer sa demeure en une étuve, pour s'y trouver à l'aise, car la Providence nous a organisés de manière à pouvoir développer pendant l'hiver une grande quantité de calorique naturel.

Les concierges qui, à Paris, sont logés dans des rez-de-chaussée bas et humides et très-mal aérés, chauffent presque toujours extraordinairement leurs poêles ; cette excessive chaleur est très-pernicieuse à la santé.

Les réchauds sont de très-mauvais moyens de chauffage, parce qu'ils répandent dans l'air les gaz de la combustion, gaz qui ne sont pas respirables et qui peuvent déterminer la mort.

Les chaufferettes à l'aide desquelles beaucoup de femmes, surtout les femmes âgées, se chauffent les pieds, sont proscrites depuis longtemps par les médecins, comme pouvant amener des accidents de toutes sortes. Souvent des femmes ont été asphyxiées par le gaz qui se dégage de la braise qu'on met dans ces chaufferettes. Celles qui sont découvertes, et dont font usage toutes les femmes de nos halles, ont le même inconvénient, et de plus celui de pouvoir mettre le feu aux vêtements et occasionner des brûlures. Les meilleures chaufferettes sont celles chauffées à l'aide de l'eau bouillante.

J'ai été appelé à constater le décès d'une petite fille de trois ans, morte dans une chambre où sa mère venait de la laisser seule. L'enfant s'était assise et endormie sur une *chaufferette* de terre ; en pénétrant dans la chambre, nous avons trouvé cette malheureuse enfant morte des suites de ses brûlures.

Je vous cite ce fait à dessein : d'abord, parce que j'en ai été témoin et que je puis vous

le certifier, ensuite pour vous montrer combien il y a de danger à laisser les enfants seuls
dans une chambre. Chaque jour on voit augmenter le nombre des accidents arrivés aux
enfants qu'on ne surveille pas assez, et qui
peuvent ou tomber dans le feu, ou se brûler
aux poêles, ou enfin mettre le feu dans un
appartement en jouant avec des allumettes
chimiques ; et, à ce sujet, permettez-moi de
vous dire que les allumettes chimiques devraient toujours être renfermées dans un étui
en métal et mises hors de la portée des enfants,
car, non-seulement les enfants occasionnent
des incendies, mais encore ils peuvent s'em-
poisonner par la substance dont les allumettes
chimiques sont chargées.

DES CHANGEMENTS DE TEMPÉRATURE.

Pour terminer cette leçon sur les différents degrés de température, je dois vous
dire que la cause la plus fréquente des mala-

dies que l'on contracte en hiver, c'est le passage d'une température élevée à une température basse. Un nombre considérable de jeunes gens et de jeunes filles payent de leur vie, chaque année, cette ignorance dans laquelle ils vivent des accidents qui sont la suite de leur imprudence.

Le corps, élevé à un degré de chaleur qui amène la transpiration, qui dilate tous les pores de la peau, saisi brusquement par un air très-foid, ne peut résister, et souvent un des organes importants de la vie est frappé de maladie dans le passage brusque du chaud au froid. — Il ne faut pas, en conséquence, se presser de quitter un lieu très-chaud, lorsqu'on doit trouver dehors un air très-froid : il faut attendre que le corps ne soit plus aussi échauffé, que la transpiration soit arrêtée, se bien couvrir, et passer, autant que possible, dans une pièce voisine, avant d'affronter l'air extérieur : enfin une fois dehors, on doit marcher vivement, afin d'exciter le dégagement du calorique naturel et de pouvoir résister aux effets du froid. — Il n'est pas non plus sans danger de passer d'une température froide à une température très-chaude.

DES EFFETS DE LA LUMIÈRE.

La lumière, le plus précieux don du Créateur, nous initie à toutes les merveilles de l'univers; elle contribue à la végétation des plantes et à la vie des animaux; elle a sur la peau une action très-évidente. Les habitants des campagnes, les ouvriers qui travaillent en plein air, ont la peau colorée, ferme, sèche; la circulation s'y fait très-activement et la chaleur y est augmentée. Au contraire, la peau est blanche, décolorée, les chairs sont molles et bouffies chez toutes les personnes qui passent une grande partie de leur vie dans des lieux privés de lumière, comme les ouvriers mineurs, les prisonniers renfermés dans des cachots obscurs, les individus qui habitent les rues basses ou étroites, les rez-de-chaussée sombres, les caves, les chambres ne recevant pas directement le jour du dehors.

Si on prive un végétal de la clarté du jour, quelque nourriture qu'on lui donne, quelques soins qu'on lui prodigue, on le verra successivement perdre sa couleur et toute sa vigueur, cesser de croître, et se rabougrir. Il en est de même de l'homme et surtout des enfants, pauvres petites plantes humaines qui languissent loin de cette vive excitation de la lumière dont elles ont tant besoin.

En effet, la lumière ne contribue pas seulement à la coloration de la peau, elle étend plus loin son action bienfaisante par la puissance qu'elle exerce sur la circulation; aussi, lorsque la peau, privée des rayons du soleil, ne ressent pas l'influence de la lumière, la crculation se faisant avec beaucoup moins d'activité, cet organe est affaibli, il se refroidit, se laisse imbiber de liquide, et le sang devient plus pauvre. Il en résulte alors des maladies chroniques qui affectent principalement les enfants, les jeunes garçons et les jeunes filles, qui les rendent lymphati-

ques et scrofuleux, et empêchent leur développement régulier.

Vous remarquerez facilement à Paris une
grande différence physique entre les enfants,
selon les différents quartiers qu'ils habitent,
et suivant qu'ils sont voisins ou éloignés
d'une place publique ou d'un jardin. —
Voyez, dans le jardin des Tuileries, tous ces
enfants vifs, enjoués, courant, sautant; ils
ont tous l'apparence d'une bonne santé! Ne
croyez pas qu'ils doivent leur bonne mine à
la richesse de leurs parents; vous trouvez
en effet des enfants semblables dans un quartier populeux et moins riche, sur la place
Royale. Parcourez, au contraire, les rues
étroites de la ville, voyez tous ces enfants,
assis ou couchés aux portes de leurs
demeures, avec leurs faces blêmes et bouffies.
Si on pouvait chaque jour les étendre au
soleil, les exposer à la lumière, vous les
verriez peu à peu reprendre des forces avec
un meilleur teint.

J'ai bien souvent recommandé de faire
faire tous les jours de petites promenades aux
enfants qui sont éloignés d'une place, ou dont

les parents sont très-occupés. — Au lieu de garder ces enfants dans vos maisons ou de les laisser jouer dans des rues malsaines où leur vie même est exposée à chaque instant, que ne les confiez-vous à de braves femmes auxquelles ces soins procureraient une occupation et un salaire qui les aideraient à vivre? Quatre ou cinq enfants, conduits chaque jour par une de ces femmes dans un jardin ou sur une place fermée de tous côtés, recevraient les bienfaisants effets des rayons de soleil, tout en se livrant à des exercices très-salutaires. Pendant ce temps, parfaitement tranquilles sur leur compte, vous pourriez vous livrer bien plus facilement à vos occupations.

Nos quais et nos boulevards sont mal disposés pour y conduire les enfants, qui ne peuvent s'y livrer à aucun jeu. Rien n'était plus curieux à examiner que la rue de Rambuteau quand elle était en construction. La plupart des mères qui habitaient les rues voisines, et vous savez combien ces rues sont étroites et obscures, venaient s'asseoir, avec leurs enfants pâles et chétifs, dans cette rue interdite aux voitures, et les exposer ainsi au soleil et à la lumière.

Je considère comme si utiles les effets de la lumière et de la chaleur, surtout pour les enfants, que je demandai dans les précédentes éditions qu'on établît à Paris un plus grand nombre de places et de jardins publics situés au centre des quartiers populeux.

Mais depuis de grands travaux ont été faits dans la ville, et maintenant de larges rues, de vastes boulevards, de magnifiques squares permettent au soleil de faire pénétrer ses rayons bienfaisants dans ces rues qui jusqu'alors en avaient été privées.

Et comme les rues sont aux villes ce que les poumons sont au corps humain, il en résultera une grande amélioration dans l'état sanitaire de Paris.

Il y a cependant quelques précautions à prendre pour éviter l'action trop vive et trop brusque des rayons du soleil, car elle peut déterminer, surtout chez les personnes habituellement renfermées, et dont la peau est fine et blanche, une irritation, une rougeur de la peau qui peut être portée jusqu'à l'inflammation.

Le *coup de soleil* est en effet le résultat de l'action trop vive produite sur la peau par la chaleur des rayons lumineux. C'est pourquoi, lorsqu'en été vous allez le dimanche à la campagne ou dans les fêtes publiques, et que le soleil est ardent, que ses rayons tombent à plomb sur vous, il faut vous abriter ou chercher l'ombre ; et si déjà vous avez eu un érysipèle, gardez-vous de rester à ce soleil, car vous seriez exposé à être repris de cette maladie.

En résumé, nous voyons que la lumière solaire a une action stimulante sur la peau, qu'elle colore et affermit, et que cette action est favorable à toutes les autres fonctions par la force qu'elle leur donne.

La lumière agit encore d'une manière bien plus énergique sur l'œil, et il n'est pas sans danger de regarder longtemps des objets très-vivement éclairés. Je vous engage surtout à ne jamais essayer de fixer le soleil, parce que sa lumière est tellement vive, tellement ardente, qu'elle peut occasionner une maladie grave de l'œil et même la cécité.

La lumière artificielle, qui n'a point d'action

stimulante sur la peau et sur le corps en général, en a une très-vive sur l'œil; ainsi les ouvriers qui travaillent au grand feu ont généralement les yeux très-fatigués : les cordonniers, les graveurs, qui, pour y voir plus clair, mettent entre leur ouvrage et la lumière un globe rempli d'eau, se fatiguent aussi beaucoup la vue ; je leur recommande de mettre dans ce globe un liquide coloré en bleu ou en vert ; par ce moyen la lumière est adoucie, et l'ouvrier y voit encore assez pour travailler, tout en se préservant la vue.

DE L'ÉLECTRICITÉ.

L'électricité pénètre l'air, comme elle pénètre tous les corps de la nature, mais elle ne manifeste sa présence que dans certaines circonstances que nous allons étudier.

La terre, considérée comme le foyer commun de l'électricité, à cause de la grande quantité de fluide électrique qu'elle contient, en dégage sans cesse, et lorsque l'air est humide, il s'établit entre la terre et les nuages une communication facile et de tous les instants. Les nuages doivent leur origine à des vapeurs aqueuses, élevées des différents points du globe terrestre, qui flottent dans l'atmosphère en se chargeant de fluide électrique. Ils rapportent ce fluide à la terre par la pluie et les rosées.

Mais si le temps est sec, l'air, mauvais conducteur du fluide électrique, oppose une certaine résistance à cette communication établie par l'humidité entre la terre et les nuages : ceux-ci, se trouvant isolés de la terre, se surchargent de plus en plus d'électricité, et il en résulte une tension électrique dont les effets sont parfaitement sentis par les personnes nerveuses, qui en éprouvent des maux de tête, des malaises, etc., et surtout par les malades dont l'état est presque toujours aggravé.

C'est dans ces temps-là qu'apparaissent les orages ; voici ce qui se passe :

Lorsqu'un nuage ainsi surchargé d'électricité est poussé par les vents vers un nuage autrement électrisé que lui, il se fait une décharge électrique qui produit une clarté vive et brillante, accompagnée le plus ordinairement d'un bruit particulier. Cette lumière rapide, c'est l'éclair; le bruit, qui souvent ne se fait entendre que longtemps après les effets de la lumière, c'est le tonnerre.

Si ces nuages ainsi électrisés s'approchent de la terre, la décharge électrique peut se faire sur la terre; alors on dit que le tonnerre tombe. L'étincelle électrique que l'on aperçoit dans l'espace, semblable à un trait de feu et suivant une marche anguleuse, prend plus communément le nom de foudre. Le fluide électrique accumulé dans les nuages s'en précipite alors avec une telle impétuosité, que rien ne peut lui résister : il déchire ou dissout les corps les plus durs, et enflamme toutes les matières combustibles. Les églises, les maisons élevées, les grands arbres, les navires en mer, sont surtout exposés à être frappés par la foudre.

Depuis qu'on a pu s'assurer que ce phénomène si effrayant était dû à l'électricité, il a été facile de trouver les moyens d'en garantir les habitations des hommes. Grâce aux travaux et aux découvertes de l'immortel Franklin, qui a rendu tant de services à l'humanité, on peut établir des paratonnerres sur toutes les maisons. Pour cela, on fixe solidement, sur le bâtiment que l'on veut préserver, une tige en fer surmontée par une pointe de platine; on attache à la partie inférieure de la tige une corde en fil de fer tordu, on conduit cette chaîne dans un trou profond ou dans un puits en l'isolant de la maison. Les pointes de ces tiges ont la propriété de soutirer continuellement et sans explosion le fluide électrique, qui, suivant la tige et la corde métallique, vient se perdre dans la terre, et si la foudre tombe sur le paratonnerre, elle suit le fil conducteur et va se perdre dans le sol.

Il est vraiment étrange qu'on n'emploie pas plus communément ce moyen de préserver les maisons, et par conséquent les habitants des effets de la foudre.

« Rien n'est à la fois plus extraordinaire et « plus varié que les effets de la foudre sur « l'homme. Tantôt, foudroyé par le fluide « électrique, il périt nstantanément; d'autres « fois, il survit avec des paralysies ou des « blessures cruelles; quelquefois il ne pré-

« sente que des lésions infiniment légères et
« tout à fait disproportionnées à l'extrême
« violence de la cause qui les a produites ;
« quelquefois enfin, jeté à terre et plongé dans
« un sommeil profond, il se réveille n'éprou-
« vant aucune autre incommodité (1). »

Le bruit du tonnerre ne suit pas toujours
immédiatement l'éclair ; cela tient à ce que la
lumière parcourt l'espace beaucoup plus vite
que le son. Il en résulte que l'on peut apprécier approximativement la distance à laquelle
l'explosion s'est faite. Or donc, lorsqu'il s'é-
coulera plusieurs secondes entre l'éclair et le
tonnerre, on pourra sans crainte se livrer à
ses occupations ; mais, à mesure que la distance entre la lumière et le bruit diminue, et
surtout lorsque le bruit suit immédiatement la
lumière, alors il faut prendre toutes les précautions nécessaires pour éviter la foudre. Le
plus sûr moyen de s'en préserver, c'est de
rester dans une maison parfaitement garantie
par un paratonnerre en bon état ; et dans les
maisons qui n'en sont pas pourvues, il est très-

____

(1) Deslandes, *Manuel d'hygiène.*

prudent de tenir les fenêtres fermées en temps d'orage, afin d'éviter le courant d'air que suit souvent le fluide électrique ; car, si un carreau de vitre ne peut opposer de résistance à la foudre, lorsqu'elle se dirige en droite ligne sur lui, il empêchera au moins que ses effets ne soient ressentis dans la chambre, si la foudre passe seulement dans le voisinage.

Ne sortez point lorsque la foudre est, pour ainsi dire, sur votre tête. Si dans ce moment vous êtes dehors, allez lentement, ne vous mettez point à couvert sous un arbre : l'abri des arbres est fort dangereux pendant l'orage, et d'autant plus à redouter qu'ils sont plus isolés et plus élevés. Il vaut mieux, en pareil cas, essuyer la pluie que se réfugier sous les arbres.

EFFETS DES POUSSIÈRES.

Dans les précédentes leçons, je vous ai parlé, messieurs, des propriétés de l'air dans son état de pureté et de ses influences sur l'homme. Nous avons vu que ces propriétés sont souvent modifiées par les variations que subissent la pesanteur et la température de l'air. Mais l'atmosphère peut éprouver des altérations bien plus graves : elle peut être altérée dans sa composition chimique ou viciée par la présence des corps étrangers qui y sont en suspension, et qui viennent exercer sur l'homme, comme sur les autres animaux et même sur les végétaux, une action nuisible.

Ces corps étrangers sont ou des poussières ou des gaz, que nous désignerons sous le nom général d'*émanations*.

L'atmosphère se laisse facilement pénétrer par les poussières. Nous en avons la preuve par ce qui se passe dans les temps de sécheresse : vous voyez le moindre vent chasser une grande quantité de poussière, qui s'élève comme un nuage et vient frapper la figure dans les promenades et sur les places publiques.

Quand on entre en courant dans un grand amphithéâtre, ou quand on frappe des pieds sur un plancher, l'atmosphère ne tarde pas à se charger de poussières qui portent leur action sur la peau et sur les poumons.

La peau qui recouvre le corps se continue à l'intérieur ; ainsi vous ne voyez pas d'interruption à la bouche, au nez ; mais elle subit de légères modifications : elle devient plus mince et change de couleur. Après avoir tapissé tous les plis de la bouche et des narines, la peau interne descend d'une part dans l'estomac et les intestins, d'autre part, dans les poumons, où elle double tous les canaux qui conduisent l'air dans ces organes.

Cette membrane intérieure est bien plus susceptible, bien plus facile à irriter que la membrane extérieure ; il n'est pas possible de la nettoyer, de faire les lavages nécessaires pour la débarrasser des poussières, comme on peut le faire pour la peau externe ; mais la nature a obvié à cet inconvénient en faisant couler sur cette membrane un liquide onctueux qui l'humecte et diminue l'action nuisible de ces corps étrangers.

Les poussières qui pénètrent dans les poumons en même temps que l'air, dans le mouvement d'aspiration, agissent différemment sur la santé, selon leur nature. Ainsi les meuniers, les boulangers, les pâtissiers, les charbonniers, les batteurs en grange, par exemple, respirent des poussières peu irritantes par elles-mêmes, mais nuisibles à la santé, parce qu'elles pénètrent dans des organes qui ne sont point constitués pour supporter leur présence. Elles provoquent la toux et sont ordinairement rejetées au dehors par l'expectoration.

Les tailleurs de pierres, les carriers, les statuaires, les rémouleurs, les ouvriers en grès respirent des poussières de caillou, de silex, qui irritent fortement les membranes du poumon, parce qu'elles sont plus grosses, plus dures; il en résulte des toux opiniâtres, des crachements de sang. Dans ces états, beaucoup d'ouvriers sont exposés à contracter de graves maladies de poitrine.

Dans un village du département de Loir-et-Cher, où presque tous les habitants fabriquaient la pierre à fusil, la mortalité très-grande était due à l'introduction des poussières de grès dans les poumons. La découverte du fusil à capsule a rendu un grand service aux ouvriers, en faisant disparaître un état dangereux.

Les ouvriers qui travaillent à faire les pointes d'aiguilles respirent un air chargé de poussières d'acier et de grès provenant de la meule sur laquelle ils affinent les aiguilles. — On a depuis longtemps signalé cet état comme très-dangereux et amenant promptement la phthisie ; mais M. le docteur *Londe*, membre de l'Académie de médecine de Paris, auteur d'un Traité d'hygiène très-estimé, et qui a visité les grandes fabriques d'aiguilles d'Aix-la-Chapelle, tout en reconnaissant les mauvais effets des poussières de grès sur la santé des ouvriers, fait remarquer que ces ouvriers, gagnant cinq francs par jour, se livrent à des excès qui hâtent les progrès de la maladie. Ainsi les ouvriers aggravent leur état par la débauche ; c'est là malheureusement ce qui arrive dans tous les états dangereux et bien payés.

M. le docteur *Dequevauvilliers*, notre excellent collègue, m'a cité un fait que je vais vous rapporter pour vous montrer l'utilité, dans ces cas-là, d'une vie régulière et sobre.

Il a été appelé à donner des soins à un ouvrier meulier atteint d'une affection très-grave, indépendante de son état dangereux, et qui

nécessita une opération chirurgicale importante. Cet ouvrier, qui connaît les dangers de
son état, met en pratique les règles d'hygiène :
il habite un logement bien aéré et très-salu-
bre, sa nourriture est saine, ses repas réguliers, il consacre une partie de ses jours de
repos à la promenade au grand air. Toutes
ces conditions hygiéniques, si utiles pour la
santé, ont eu sur les résultats du traitement
une influence très-favorable, et M. le docteur
Dequevauvilliers est convaincu que son malade, qui est aujourd'hui parfaitement guéri,
eût infailliblement succombé aux conséquences
de sa maladie, s'il avait mené une tout autre
conduite.

Les ouvriers qui, dans les filatures, travaillent le coton, le crin, la laine, éprouvent les
mêmes accidents que les carriers et les ouvriers en aiguilles. Dans les filatures, on a
établi des machines qui enlèvent une quantité
considérable de poussières à l'air respiré par
les ouvriers.

Un de nos jeunes auditeurs, qui passait sa
journée à travailler dans le crin, la laine et la
plume, était très-souvent incommodé ; il avait

eu plusieurs maladies des yeux qui le forçaient souvent au repos et l'inquiétaient. Ayant appris, ici, à quoi il devait attribuer ces affections, il a changé d'état, et, depuis, il n'a plus eu de maladies d'yeux.

Dans les ateliers où l'on travaille le cuivre, le mercure, le plomb, il y a des poussières qui peuvent être très-nuisibles à la santé des ouvriers. Ceux qui fabriquent le blanc de céruse ou le minium, les fondeurs en caractères, les peintres en bâtiments, qui emploient le blanc de plomb, sont sujets à des affections particulières occasionnées par l'introduction du plomb, soit par la voie respiratoire, soit par la peau.

EFFETS DES ÉMANATIONS.

L'air peut encore être altéré par la présence d'émanations, sorte de vapeurs qui s'échappent constamment, soit des corps vivants, animaux ou végétaux, soit de la décomposition naturelle ou artificielle de ces corps.

Les fleurs laissées dans un appartement, surtout pendant la nuit, répandent dans l'atmosphère des odeurs et de l'acide carbonique qui occasionnent des syncopes, des maux de tête, et qui peuvent même produire l'asphyxie.

En état de maladie, les émanations humaines ou animales peuvent être funestes.

Un jeune homme, étudiant en médecine, arrive un matin de bonne heure à l'hôpital; on découvre devant lui le lit d'un malade atteint du typhus; il s'échappe immédiatement du corps du malade des émanations telles que le jeune homme en fut atteint; il se mit sur-le-champ au lit et fut rapidement enlevé à son père, un des médecins les plus illustres de l'Allemagne.

Il est maintenant prouvé que des hommes ont été atteints de morve en passant la nuit auprès de chevaux morveux.

Il s'échappe du corps des enfants atteints de la rougeole, de la scarlatine, des vapeurs qui vicient l'air d'une telle façon que d'autres enfants, et souvent des grandes personnes, sont affectés de ces maladies en séjournant dans le même appartement.

Tout corps végétal ou animal qui cesse de vivre se décompose bientôt et se putréfie. Il y a alors formation et dégagement de vapeurs, d'émanations malfaisantes. — C'est ce qui arrive dans les magasins de foins, dans les lieux de sépulture, dans les salles de dissection, dans les fosses d'aisances, les puits fermés pendant un long espace de temps, les puisards, les marais, les égouts, etc.

On opère chaque jour la décomposition des corps, soit dans les cheminées par la combustion du bois, du charbon, de la braise, soit dans les laboratoires pour les préparations chimiques, soit enfin dans certaines fabriques, telles que les fours à chaux, les distilleries, etc. Dans le travail de la décomposition, il se forme de nouvelles substances, des vapeurs, des gaz reconnus par la chimie, et qui portent encore sur la santé leur influence délétère.

RÉSUMÉ PRATIQUE DES BESOINS DE LA RESPIRATION.

Si vous avez suivi avec attention cette leçon, et si j'ai su me bien faire comprendre, il doit résulter pour vous de ce que je viens de dire :

1° Que, de tous les besoins de l'homme, le plus indispensable à la vie, le plus impérieux, c'est le *besoin de respirer*;

2° *Que l'air atmosphérique, l'agent principal de la respiration, ce fluide si abondamment répandu autour de nous, joue un rôle considérable dans la vie de l'homme;*

3° *Enfin, que si cet air est pur, il entretiendra la vie; tandis que s'il est impur, s'il est altéré dans ses proportions chimiques, s'il contient des poussières, des vapeurs, des gaz de mauvaise nature, il pourra devenir funeste à la santé et à la vie de l'homme.*

Que vous restera-t-il à faire pour mettre ces connaissances à profit? Il faudra éviter avec grand soin tout ce qui peut gêner les fonctions de la respiration en empêchant l'air d'arriver librement à la poitrine, comme cela a lieu quand on reste trop longtemps à nager entre deux eaux, quand on dort la tête sous le traversin ou complétement enveloppée par les couvertures, ainsi que je l'ai vu souvent chez de jeunes ouvriers pendant l'hiver, ou quand on porte des vêtements trop serrés, et qui, par cela même, nuisent au développement de la poitrine pendant l'inspiration; enfin, quand on serre en plaisantant le cou d'un camarade, sans prendre garde que pendant ce temps-là il ne peut respirer.

Dans l'Indostan, 146 prisonniers faits par les Anglais furent enfermés, le soir, dans une chambre de vingt pieds carrés, qui n'avait d'autres ouvertures que deux petites fenêtres donnant sur une galerie. A deux heures du

matin, 96 de ces prisonniers avaient déjà succombé, ne trouvant plus assez d'air à respirer.
A la pointe du jour, lorsque enfin cette prison
fut ouverte, des 146 hommes qui y étaient en-
trés la veille, il n'y en avait plus que 23
vivants, encore étaient-ils dans l'état le plus
pitoyable.

Ce fait bien déplorable, qu'on trouve con-
signé dans tous les ouvrages d'hygiène, est
pour vous une nouvelle preuve de la nécessité absolue du renouvellement de l'air, et il
vous donne en même temps la mesure de ce
qui doit se passer dans tous les lieux où l'air
n'est pas suffisamment renouvelé quand des
hommes sont réunis en grand nombre.

Croyez-vous que vous respirez un très-bon
air dans ces salles de spectacle où vous allez
vous enfermer pendant cinq ou six heures, et
où vous donnez à vos poumons un air altéré
par la respiration générale des spectateurs? —
A ces mauvaises conditions viennent s'ajouter
les effets de la combustion du gaz de l'éclai-
rage, qui, vous le savez, produit de l'acide
carbonique. Ce gaz délétère, mêlé à celui qui
est sorti des poumons par le fait même de la

respiration, contribue, n'en doutez pas, à faire de ces endroits des lieux extrêmement malsains, surtout dans les parties supérieures.

Si encore ces spectacles duraient moins de temps; mais les dimanches et les lundis principalement, on joue plusieurs pièces, afin de vous attirer par l'appât de grandes et longues émotions, et ces jours-là le théâtre s'ouvre à cinq heures du soir et se ferme à une heure du matin.

Ce que je viens de dire des salles de spectacle peut aussi s'appliquer à ces grands salons où l'on danse en même temps que d'autres boivent et mangent.

Voilà pourtant dans quels lieux un grand nombre de jeunes gens vont passer des nuits, ignorant que leur sang, mis en contact avec l'air altéré qu'ils respirent, s'altère lui-même, revient vers le cœur moins rouge et moins propre à nourrir les organes, et c'est précisément à l'âge où ces jeunes gens ont tant besoin d'un sang très-riche pour y puiser la force nécessaire au développement de leur

corps, qu'ils l'appauvrissent par cette conduite inconsidérée.

DES HABITATIONS.

L'habitation de l'homme a une influence
considérable sur sa santé. L'exposition de la
maison, la manière dont l'air est distribué
dans les appartements, la hauteur des pla-
fonds, et même la nature des matériaux employés à sa construction, concourent à faire
de cette maison une habitation très-saine ou
très-malsaine, selon que les préceptes de l'hygiène auront été plus ou moins bien suivis.

Dans les campagnes, les maisons sont souvent placées en contre-bas du sol, et conséquemment très-humides et très-mal éclairées.
Des immondices de toutes sortes, déposées
auprès, dégagent constamment des émanations
qui pénètrent dans les maisons, y séjournent
à cause de l'absence de courants d'air, et
frappent les habitants de leurs influences pernicieuses.

Dans les villes, les maisons pressées les unes contre les autres, construites sur des rues sombres, étroites et humides, ne sont pas plus saines.

L'habitant de la campagne qui passe toute sa journée au grand air remédie jusqu'à un certain point aux inconvénients de son habitation ; mais l'ouvrier des villes travaille souvent tout le jour dans le logement où il passe la nuit. Il est donc pour lui de la plus grande importance qu'il sache faire choix d'une habitation saine.

Il devra éviter avec soin les rez-de-chaussée et les entre-sol, les logements froids, humides et tristes, que le soleil ne réchauffe jamais de ses rayons bienfaisants et où la lumière ne pénètre qu'avec peine. — Les concierges, obligés par état à vivre dans de semblables demeures, sont souvent malades. — Il faut redouter les maisons neuves, à cause de leur fraîcheur, de leur humidité, et les petites chambres placées sous les toits, qui sont trop chaudes pendant l'été, trop froides pendant l'hiver.

Vous ferez donc choix, autant que possible,

d'un logement élevé, pouvant recevoir largement, par une ou deux fenêtres exposées au
levant ou au midi, un air pris sur une rue
assez large, sur un jardin ou sur une grande
cour. Dans ce logement, il y aura une cheminée que vous aurez soin de ne pas boucher,
comme vous le faites trop souvent, parce que
cette ouverture contribue au renouvellement
de l'air.

Il y a un grand avantage, je ne dis pas
seulement au point de vue de l'hygiène, mais
encore au point de vue de l'économie, à se
choisir une chambre saine, attendu que la
plupart du temps on dépense dans le courant
de l'année, en futilités, la somme qu'on pourrait mettre dans la location d'un logement
convenable, ou bien on la dépense en maladies.

Dans ce quartier, nous avons des logeurs
chez lesquels des porteurs d'eau, des frot-
teurs, des hommes qui appartiennent aux
halles, se mettent dix, douze et même quinze
dans la même chambre, et il n'y a le plus
souvent dans cette pièce qu'une fenêtre étroite,
que l'on n'ouvre encore que rarement. On

croit suffisamment aérer des chambres de cette espèce en tenant la porte ouverte ; mais où cette porte donne-t-elle? Sur un escalier où séjournent les émanations les plus malsaines ; car les escaliers, à Paris, et surtout ceux des maisons habitées par les ouvriers, manquent complétement de ventilation et conservent des gaz qui se dégagent de plombs mal nettoyés et de cabinets d'aisances laissés dans l'état le plus repoussant.

Ce sont là, messieurs, des conditions détestables ; souvent des hommes qui arrivent de leurs campagnes, pleins de santé, forts et vigoureux, y sont atteints de maladies dont ils ne guériront jamais. Quand, par hasard, une maladie contagieuse : rougeole, scarlatine, petite vérole, etc., se déclare dans un de ces garnis, la plupart des individus qui y logent en sont bientôt affectés.

Tous ces hommes agissent ainsi pour pouvoir économiser un peu d'argent ; mais ils font de bien mauvais calculs, car, au lieu d'emporter cet argent dans leur pays, comme ils le désirent, ils sont eux-mêmes quelquefois emportés par la maladie, et ils ne peuvent, par conséquent, jouir des économies qu'ils avaient faites péniblement et aux dépens de leur santé.

Vous n'imiterez pas, messieurs, l'exemple de ces hommes qui, méconnaissant les règles les plus usuelles de l'hygiène, compromettent leur santé en passant la nuit dans de pareils logements.

On augmente l'insalubrité des maisons en y élevant un certain nombre d'animaux, tels que porcs, lapins, poules, pigeons, etc. — L'administration municipale de Paris, dans le but de garantir la santé de ses administrés, a pris différents arrêtés pour défendre d'élever et de nourrir de ces animaux dans la ville et les faubourgs. Malgré cette défense, beaucoup d'habitants en conservent dans leurs maisons, et perpétuent ainsi une cause grave d'insalubrité.

Vous ne devez point avoir dans vos chambres, surtout pendant la nuit, des fleurs odorantes, dont les émanations causent des malaises, des maux de tête, des étourdissements, des envies de vomir, et peuvent amener l'asphyxie.

Vous savez que tout corps qui se décompose laisse dégager dans l'air des vapeurs qui le corrompent ; or, dans les pièces qui servent à la fois de chambre à coucher, de cuisine et d'atelier, que de corps sont sans cesse en décomposition ! Des os, des restes de poissons ou de légumes, des eaux ménagères qui croupissent et dégagent des vapeurs qui très-certainement vicient, empoisonnent l'air de ces chambres. Il ne faut point négliger de jeter immédiatement les eaux ménagères et de porter dans la rue tous les restes de légumes, afin d'éviter les effets nuisibles de la fermentation. Il est indispensable, en outre, de renouveler souvent l'air de ces chambres, d'autant plus souvent qu'il y aura plus de monde ou de poussière, que la chaleur y sera plus élevée par les poêles, réchauds, etc., ou qu'on sera obligé d'y avoir plus de lumière, lampes ou chandelles, qui, en brûlant, forment de l'acide carbonique.

Le bois, le charbon, la braise, le charbon de terre, donnent lieu, en brûlant, à un dégagement considérable de vapeurs et de gaz dans lesquels il y a surtout de l'acide carbonique. Si ces gaz sont repoussés au dehors en même temps que la fumée par un courant d'air vif, il n'y a point de danger à craindre ; mais si, au contraire, ces gaz se répandent peu à peu dans l'air et y séjournent, ils ne tardent pas à faire connaître leur présence, d'abord par un mal de tête, ensuite par une sorte d'engourdissement, enfin par un commencement d'asphyxie bientôt suivi de la mort si l'on reste dans cette atmosphère empoisonnée.

Ces accidents d'asphyxie et de demi-asphyxie sont très-fréquents à Paris, surtout dans les cuisines trop petites où l'on brûle du charbon de bois. Chez les blanchisseuses, ils sont plus fréquents encore et plus nuisibles pendant la nuit.

« Une blanchisseuse et sa fille furent trou-
« vées un matin asphyxiées dans leur lit. La
« veille au soir, cette blanchisseuse avait fait
« la cuisine sur un fourneau à braise. Au
« moment de se coucher, elle recouvrit le
« fourneau avec une casserole qui n'empêcha
« pas la combustion de continuer pendant
« toute la nuit; l'air se chargea peu à peu

« d'une quantité de vapeur de gaz acide car-
« bonique suffisante pour déterminer la mort
« de la mère et de la fille (1). »

Deux jeunes gens ayant à passer une nuit
d'hiver dans une chambre neuve, non meu-
blée, emplirent de copeaux un mauvais poêle
qui se trouvait dans cette chambre, et, après
l'avoir allumé, ils se couchèrent. Le lendemain, on les trouva morts tous les deux. Les
tuyaux du poêle, mal joints, avaient laissé
passer une grande quantité de fumée qui avait
asphyxié ces deux jeunes gens.

Des accidents semblables peuvent arriver
lorsqu'au moment de se coucher on ferme le
tuyau du poêle, afin de conserver plus de
chaleur pendant la nuit, ou lorsqu'on place
au milieu d'une chambre sans cheminée une
terrine remplie de braise pour élever la température de la chambre.

Beaucoup de marchands à Paris, couchant
à l'entre-sol ou dans une petite chambre sans
cheminée, se servent de ce dangereux moyen
pour se réchauffer pendant la nuit. Un mar-

____

(1) Londe, *Éléments d'hygiène.*

chand de vin de mon voisinage, sa femme et son enfant ont failli périr de la sorte. Des secours leur sont heureusement arrivés à temps, et on a pu les sauver.

Un grand nombre de moyens ont été conseillés pour préserver les ouvriers, soit de l'effet des poussières, soit de l'effet des émanations dont l'air est chargé dans certains états qu'on peut considérer comme dangereux. Ainsi les pharmaciens et les droguistes ont l'excellente précaution de couvrir leurs mortiers avec une feuille de cuir, qui, s'adaptant ensuite au pilon, empêche la sortie des poussières, qui agiraient non pas seulement comme corps étrangers, mais dont les principes pourraient être absorbés dans les poumons, portés dans le sang, et amener, selon la nature des substances, des accidents graves ou des empoisonnements.

C'est ainsi qu'un simple voile de mousseline fine, ou des éponges imbibées d'eau, placées au-devant de la bouche ou des narines, suffiraient, dans beaucoup d'ateliers, pour tamiser l'air et empêcher l'introduction dans les poumons de poussières de toute nature, et surtout des poussières métalliques, dont l'action est très-pernicieuse.

C'est ainsi qu'une lame de verre, mise entre la meule de grès et la figure de l'ouvrier qui affine les aiguilles, serait un obstacle suffisant à l'entrée de ces poussières malfaisantes.

C'est ainsi, enfin, qu'une extrême propreté des mains et de la figure préserverait souvent le corps des effets si dangereux des poussières métalliques de plomb, de mercure ou de cuivre.

Je sais qu'il y a ici des peintres en bâtiments et des ouvriers typographes. Je dois les prévenir qu'ils peuvent être atteints de cette affection qu'on appelle la *colique de plomb*, les typographes plus rarement que les peintres. Dans les imprimeries, ce sont surtout les jeunes apprentis chargés de nettoyer les casses à caractères qui sont sujets à cette maladie. Les poussières du plomb qui entrent dans la composition des caractères d'imprimerie s'attachent aux mains, autour des ongles, pénètrent dans les petites déchirures des doigts, sont absorbées et déterminent des accidents. Je les engage donc à ne jamais manger, à ne jamais quitter l'atelier sans avoir eu la précaution de se bien laver et même de se brosser les mains.

L'hygiène publique , cette vaste science qui s'occupe de la santé générale des masses, dirige les grands travaux d'assainissement des campagnes et des villes en même temps que ceux des manufactures.

C'est à cette science que l'on doit :

DANS LES CAMPAGNES : *le desséchement et la canalisation des marais, afin de faire disparaître les maladies qui règnent dans les contrées marécageuses;*

L'obligation de déposer dans les rivières, et non plus dans les mares, le chanvre pour l'opération du rouissage, parce que, dans ce travail, il y a un dégagement de miasmes nuisibles à la santé, et que le courant d'air qui règne toujours sur les rivières et le mouvement continuel des eaux emportent ces miasmes et les dispersent au loin, etc.

DANS LES VILLES : *l'enlèvement journalier*

des boues et immondices, l'élargissement des rues, de nouveaux percements, qui, tout en faisant circuler l'air plus abondamment, ont l'avantage de remplacer des maisons malsaines par des maisons construites dans de meilleures conditions hygiéniques; la suppression des égouts découverts, l'inspection des logements et des industries insalubres, etc.

Ce fut, dit-on, à cause des miasmes infects répandus dans l'atmosphère par un égout découvert, et qui traversait la rue Culture-Sainte-Catherine, que le roi François Ier, qui habitait alors le palais des Tournelles, acheta l'emplacement actuel des Tuileries pour procurer à sa mère une habitation plus salubre.

Aujourd'hui il n'y a plus d'égouts découverts à Paris, grâce aux soins vigilants de l'autorité municipale, éclairée par les avis d'un *Conseil de salubrité*, composé d'hommes les plus compétents et doués en même temps d'un ardent désir d'assainir notre belle ville de Paris.

L'hygiène, en pénétrant dans les manu-

factures, y a apporté de remarquables amé-
liorations. C'est à elle que l'on doit : *ces ven-
tilateurs, ces fourneaux d'appel, qui, en éta-
blissant de forts courants d'air, entraînent au
dehors les poussières et les émanations nuisibles; ces machines, qui, dans les ateliers de
cardage, de battage de coton, absorbent des
quantités de poussières si fatales à la santé,
et ces appareils chargés de remplacer l'homme
dans tous les travaux trop pénibles qui se
faisaient à la main.*

Les métiers à la Jacquart ont été aussi
très-utiles, en épargnant beaucoup de fatigue
aux ouvriers, en même temps qu'ils exigent,
par leur hauteur, des ateliers mieux aérés et
mieux éclairés.

Ces machines, dont l'ouvrier redoutait
l'introduction dans les manufactures, lui ont
été, au contraire, très-favorables, en épargnant sa santé et en contribuant à prolonger
son existence.

Vous le voyez, messieurs, il ne manque pas
d'hommes de sciences qui, sans cesse préoc-
cupés du bien-être et de la santé des ouvriers,
recherchent et proposent les moyens de faire

disparaître ou tout au moins de diminuer considérablement les mauvais effets des états insalubres ou dangereux. Mais, il faut bien le dire, les ouvriers, ceux-là même qui sont le plus intéressés dans la question, se soumettent difficilement à ces moyens de préservation.

Des dangers nouveaux résultent nécessairement de la présence de ces appareils mécaniques dans les ateliers, et de nombreux accidents ont été signalés. Eh bien, nous voyons avec chagrin qu'il faut attribuer une grande partie de ces accidents à l'imprudence de ceux qui sont chargés de les faire fonctionner.

On lit, dans un rapport fait au Conseil de salubrité du département du Nord sur les accidents occasionnés par les appareils mécaniques, le passage suivant :

Mais ce qui contribue par-dessus tout à la fréquence des sinistres de tous genres, c'est l'excessive imprudence des ouvriers, qui, méconnaissant les recommandations les plus expresses, bravant les règlements spéciaux adoptés dans toutes les usines, se livrent avec une inconcevable témérité aux dangers, qui leur sont sans cesse signalés avec une infatigable persévérance par la sollicitude des manufacturiers et des contre-maîtres.

CONSEILS SUR L'ASPHYXIE.

Vous m'avez souvent entendu prononcer le mot *asphyxie* dans le courant de ces leçons. Je veux vous dire ce qu'on doit entendre par ce mot, et quels sont les moyens de remédier à ce grave accident en attendant l'arrivée du médecin. Je le fais avec d'autant plus de plaisir, que j'ai appris que deux élèves de l'Association, passant, il y a quelques années, près le canal Saint-Martin, au moment où l'on retirait de l'eau un homme qui venait d'y tomber, et se souvenant de nos leçons sur l'asphyxie, s'empressèrent de mettre à profit leurs connaissances, et essayèrent de rappeler cet homme à la vie. Ils réussirent très-bien, et lorsque le médecin arriva, le noyé commençait à respirer.

L'asphyxie est la suspension des phénomènes de la respiration. Les pendus, les noyés, les asphyxiés par le charbon ou par d'autres gaz, les gens qu'on étrangle, meurent parce que l'air n'arrive pas à leurs poumons.

Dans l'asphyxie par le charbon ou par les gaz des fosses d'aisances, il y a en outre introduction dans les poumons de gaz toxique.

La première chose à faire dans ces cas d'asphyxie, c'est de faciliter l'entrée de l'air pur jusque dans les poumons, et d'éloigner le plus vite possible la personne asphyxiée de l'atmosphère empoisonnée qu'elle a respirée, ou, si cela ne se peut pas, on doit ouvrir largement les fenêtres afin d'établir des courants d'air. — Il faut porter le malade près de la fenêtre, desserrer les vêtements qui peuvent gêner la respiration et la circulation du sang, lui jeter de l'eau froide à la figure, lui faire respirer et boire même, si cela est possible, de l'eau légèrement vinaigrée.

Quand on pénètre dans une chambre où l'on trouve une personne pendue, il faut immédiatement couper le lien qui sert à la suspension, sans attendre l'arrivée du commissaire de police, comme on est, en général, disposé à le faire, parce qu'en attendant l'individu peut mourir.

L'homme ne peut respirer sous l'eau, et s'il y reste un certain temps, il éprouve les accidents de l'asphyxie, bientôt suivis de mort, si l'on n'y porte pas remède. Sachant bien maintenant que c'est la privation d'air qui fait périr les noyés et non la quantité d'eau qu'ils ont avalée, vous comprendrez sans peine qu'il est inutile de les suspendre par les pieds, comme quelques personnes croient encore que cela est nécessaire. — Il faut, au contraire, s'efforcer de faire pénétrer l'air dans les poumons. — On doit coucher le noyé sur le côté pour qu'il puisse rendre les mucosités qui remplissent ses narines et sa bouche, aspirer même ces mucosités afin de faciliter l'introduction de l'air, puis comprimer fortement la base de la poitrine avec les mains et cesser brusquement cette pression pour la reprendre ensuite. Dans cette opération, on fait agir la poitrine comme un soufflet et on appelle l'air dans les poumons. En même temps, on doit enlever les vêtements mouillés, essuyer le corps et le frictionner avec une flanelle, afin de rappeler les mouvements de la circulation. C'est à l'homme de l'art à faire le reste.

III

ALIMENTATION.

Fonctions de l'alimentation. — Substances alimentaires. — Alimentation végétale. — Fécule. — Pain. — Pâtisserie. — Légumes frais et secs. — Champignons. — Fruits. — Alimentation animale. — Productions des animaux. — Œufs, lait. — Café au lait. — Poissons. — Modes de cuisson. — Assaisonnement. — Vases et ustensiles de cuisine. — Boissons. — Eau. — Thé. — Café. — Vin. — Bière. — Cidre. — Eau-de-vie. — De l'ivresse. — De l'ivrognerie. — Conseils généraux sur l'alimentation, la sobriété et la tempérance.

ALIMENTATION.

Le sang, en revenant vers le cœur, après avoir laissé dans chaque organe une partie de ses principes nutritifs, se trouve chargé de matériaux impropres à la vie, et qui doivent être rejetés au dehors; par ce travail organique, le corps et le sang font des pertes continuelles, dont la réparation est une des conditions de l'existence. Les aliments ont pour but de réparer ces pertes et de donner au sang une nouvelle force, une nouvelle énergie, qui contribuent au développement du corps.

L'aliment n'est donc pas moins utile que l'air à l'entretien de la vie; il y a seulement entre eux cette différence que l'air doit entrer dans les poumons à chaque inspiration, c'est-à-dire, en moyenne, vingt fois par minute, tandis qu'il suffit que l'aliment soit introduit une ou deux fois par jour dans les organes chargés de l'alimentation ; encore pourrait-on, sans grand danger, attendre plus long-temps.

Si l'on prive complétement un animal de nourriture, il maigrit, languit et meurt ; les jeunes animaux périssent plus promptement que ceux plus âgés ; il en est de même dans l'espèce humaine. Ainsi l'homme fait et le vieillard peuvent supporter plus longtemps que les enfants la privation d'aliments.

La fonction de l'alimentation est très-compliquée : elle exige le concours d'un grand nombre d'organes. J'espère cependant, en la réduisant à sa plus grande simplicité, parvenir à-vous la faire bien comprendre.

Les aliments sont introduits dans la bouche, où ils doivent être goûtés par la langue, broyés avec soin par les dents et mêlés exactement avec la salive, liquide formé par des glandes situées aux environs de la bouche, et versé dans cette cavité plus abondamment pendant le travail de la mastication.

Cette première opération est très-importante. Il y a des aliments qui ne seront pas digérés s'ils ne sont pas convenablement triturés par les dents et mêlés à la salive, car ce liquide agit chimiquement sur eux et prépare leur digestion.

Chaque bouchée ainsi préparée prend une forme arrondie, arrive vers la partie profonde de la bouche, et, par un mouvement de contraction des muscles, elle descend dans l'estomac. Les aliments, accumulés peu à peu dans l'estomac, s'y imbibent d'un liquide particulier, le suc gastrique ; et lorsque la masse alimentaire a été bien ramollie, bien mprégnée de ce suc gastrique, elle est chassée dans les intestins, où elle subira de nouvelles modifications.

L'action de l'estomac, étant le résultat d'un travail organique, est soustraite à notre volonté. Or, si nous donnons à notre estomac des aliments préparés avec soin et d'une nature douce, il exécutera son travail aisément, sans fatigue, et nous ne nous en apercevrons même pas. Mais si, au contraire, nous avons introduit dans cet organe des aliments d'une nature irritante ou mal broyés, le travail le fatiguera beaucoup, la digestion sera pénible, difficile, accompagnée de gonflements et de malaise.

Je fus appelé un jour auprès d'une jeune dame qui venait d'être prise de vomissements : la famille était épouvantée, parce qu'elle croyait reconnaître des portions de foie ou de poumons dans ce que la malade rendait. Je vis en effet, dans une cuvette, des morceaux de chair que je pensai devoir être tout simplement du mouton. Voici ce qui s'était passé : le matin, cette dame avait mangé ou plutôt *avalé*, en quelques bouchées, une côtelette de mouton, et elle était sortie pour des affaires urgentes. Jusqu'au moment de son retour à son domicile, elle se trouva très-incommodée de douleurs dans la région de l'estomac, puis d'un grand mal de tête qu'elle attribuait à la migraine. Enfin, à son arrivée, elle fut débarrassée ; l'estomac rejeta au dehors, par un effort violent, des aliments mal divisés et sur lesquels il ne pouvait agir. Si cette dame avait mangé plus lentement, si elle avait

mâché avec plus de soin ces bouchées de côtelette, elle aurait évité une indisposition et
n'aurait pas donné à sa famille de cruelles
inquiétudes jusqu'à l'arrivée du médecin.

Pourquoi cette côtelette est-elle restée dans
l'estomac, et n'est-elle pas entrée dans les intestins avec les autres aliments? — Parce que
l'ouverture de l'estomac, du côté des intestins,
est fermée par un petit muscle arrondi en
forme d'anneau, et qui donne passage aux
aliments, seulement quand ils ont subi la préparation nécessaire.

Vous avez quelquefois entendu dire que
telle personne avait le pylore, pour exprimer
la pensée d'une maladie de l'estomac; c'est
une expression vicieuse. Nous avons tous,
Dieu merci, le pylore, puisqu'on nomme ainsi
ce petit muscle, qui, sentinelle vigilante, s'oppose au passage, dans les intestins, d'aliments
qui pourraient troubler le travail de la digestion.

Beaucoup de personnes ont des maladies du
pylore, ce sont surtout celles qui le fatiguent
et l'irritent en prenant trop fréquemment des
aliments grossiers ou irritants.

Une fois arrivés dans les intestins, les aliments ressemblent à une bouillie claire; ils y sont soumis à l'action de la bile, qui est formée dans le foie; cet organe, très-volumineux, placé à la partie supérieure du ventre, à droite, a pour fonction de faire la bile, liquide jaune-verdâtre, amer, qui achève le travail de la digestion des aliments avec un autre liquide, assez semblable à la salive, et qui vient d'une glande voisine, le pancréas.

Lorsque ce travail est terminé, il y a dans la masse alimentaire un liquide onctueux; c'est le chyle, qui est pompé par un grand nombre de petits vaisseaux, dont les ouvertures sont situées à la face interne de l'intestin. Ces vaisseaux, par leur réunion, forment un canal, qui est chargé de porter le chyle dans une veine où il doit pénétrer pour se mêler au sang. Dans ce parcours, le chyle, d'abord grisâtre, devient peu à peu blanc, et prend enfin une teinte rosée; il semble déjà que sa transformation en sang commence.

Le chyle, mêlé au sang veineux, gagne les cavités droites du cœur, d'où il est envoyé aux poumons, et là il est complétement transformé en sang rouge ; il revient ensuite vers les cavités gauches du cœur, qui, dans leur impulsion répétée, le chassent pour aller porter la vie à tous les organes du corps.

Une partie des aliments est restée dans le canal intestinal. Cette portion descend dans les intestins, prend une consistance plus grande et une couleur plus foncée, et, arrivée à la partie inférieure du tube digestif, elle est chassée au dehors.

Les parties liquides, portées dans la circulation du sang, sont dirigées vers les reins, organes situés dans le ventre, de chaque côté de la colonne vertébrale, et qui sécrètent l'urine. Ce liquide descend ensuite dans une poche appelée *vessie*, d'où il est rejeté au dehors, comme les résidus solides. Il est important de ne pas conserver longtemps dans le corps ces résidus soit solides, soit liquides, attendu que leur présence prolongée peut occasionner des maladies.

Ainsi, pour que l'aliment que nous mangeons soit profitable à notre corps, il faut qu'il passe par toutes ces transformations ; il faut qu'il devienne liquide, qu'il soit pris dans l'intestin par les vaisseaux chylifères, c'est-à-dire porteurs du chyle. Sinon, il est rejeté sans avoir profité à l'individu.

Étudions donc ensemble les différents aliments et leurs diverses préparations culinaires.

SUBSTANCES ALIMENTAIRES.

Nous trouvons les substances propres à former nos aliments dans les différentes classes de végétaux et d'animaux.

On a prétendu, dans l'antiquité, que l'homme, en mangeant la chair des animaux, se montrait cruel, et qu'une alimentation toute composée de végétaux, de lait, etc., suffisait amplement aux besoins de la vie. Dans le siècle dernier, un grand philosophe et un savant médecin ont essayé de faire revivre cette idée ; ils voulaient sans doute revenir au bon temps vanté par madame Deshoulières :

Du lait, du pain, des fruits, de l'herbe, une onde pure,
C'était de nos aïeux la saine nourriture.

Sans contredit, cette simple nourriture a suffi et peut encore suffire à beaucoup de gens pour qu'ils se portent bien. Il y a des personnes dont la santé n'est jamais plus florissante que lorsqu'elles prennent une nourriture extrêmement légère. Dans une grande partie de nos campagnes, la nourriture est presque exclusivement végétale. Mais on n'a besoin que d'examiner les dents de l'homme pour se convaincre que nous sommes destinés par le Créateur à manger et des végétaux et des animaux. La forme des trente-deux dents dont notre bouche est garnie indique suffisamment leur destination, car il en est qui sont analogues à celles des animaux carnassiers, d'autres qui ressemblent à celles des animaux herbivores.

De nombreuses et très-intéressantes études ont été faites dans ces derniers temps sur la fonction de l'alimentation et sur les aliments. Les chimistes ont recherché les principes immédiats des substances qui servent à notre nourriture et ils ont trouvé que la chair des animaux et des poissons est composée : d'eau, de fibrine, d'albumine, de gélatine, de graisse et de sels ; la proportion de ces principes immédiats varie selon les espèces animales, et l'âge des animaux.

L'analyse des végétaux a démontré la présence de l'eau, de la fécule, du sucre, du mucilage, de sels, de matières grasses, unies en quantité plus ou moins grande à des substances organiques azotées : la glutine, l'albumine, la caséine et la fibrine, comparables, quant à leur composition, aux tissus des animaux.

Poussant plus loin leurs savantes investigations, les chimistes ont fait pour l'aliment ce que Lavoisier avait fait pour l'air : ils ont cherché quels pouvaient être les éléments de ces principes immédiats et ils ont reconnu que la base des aliments est composée pour quelques-uns d'azote, de carbone et d'hydrogène ; pour d'autres, de carbone et d'hydrogène seulement.

Les physiologistes ont expérimenté pour savoir quelle était la force nutritive de ces différents principes immédiats, et ils nous enseignent que les aliments qui contiennent de la fibrine, de l'albumine ou de la fécule associée à des matières azotées, sont plus nourrissants que ceux qui se composent de fécule seule, de gélatine, de mucilage ou de sucre.

Or, les premiers sont azotés, et les seconds sont hydro-carbonés ; il en résulte donc que les aliments azotés sont plus réparateurs que les aliments carbonés.

Ces recherches ont conduit à une nouvelle classification des aliments. On appelle aliments complets ceux qui contiennent de l'azote, de l'hydrogène et du carbone. Les éléments azotés sont destinés à remplacer les pertes faites continuellement par nos organes, tandis que le carbone et l'hydrogène sont utilisés dans le poumon où, à la suite de combinaisons chimiques, ils produisent la chaleur qui sert à maintenir la température du sang à un degré convenable. Les aliments sont dits incomplets lorsqu'ils ne renferment pas d'azote. Par l'hydrogène et le carbone, ils concourent à réchauffer le sang, mais ils ne peuvent reconstituer nos tissus.

ALIMENTATION VÉGÉTALE.

On rencontre dans la classe des végétaux un grand nombre de plantes qui servent à l'alimentation de l'homme, et que, par cette raison, on cultive avec soin. A certaines plantes nous prenons la racine, à d'autres la tige, à celles-ci la feuille, à celles-là la fleur ou le fruit, selon notre goût et nos habitudes.

Il n'y a pas, dans l'alimentation purement végétale, de principes fortement nutritifs; et, quoique dans nos campagnes beaucoup de paysans ne mangent que très-rarement de la viande, il est cependant nécessaire de vous faire remarquer que ce régime ne suffirait pas aux ouvriers des grandes villes, s'il n'était associé à des aliments tirés du règne animal. Les habitants des campagnes ont pour eux l'excitation d'un air vif et pur, qui donne à leur sang une force que vous ne pouvez trouver dans des ateliers mal aérés.

Nous allons passer en revue les principaux aliments que nous tirons du règne végétal.

Les botanistes, afin de faciliter l'étude et la connaissance des plantes, les divisent en *familles*, selon les rapports que ces plantes ont entre elles.

La famille des graminées, qui renferme les grains, tels que le froment, le seigle, l'avoine, l'orge, le maïs, le riz, etc., est sans contredit une des plus intéressantes à étudier et une des plus utiles à l'homme et aux animaux.

Ces plantes croissent sur toutes les parties du globe, et servent ou peuvent servir à la nourriture de tous les herbivores. Les bestiaux se nourrissent des feuilles et des tiges; les oiseaux et l'homme, des semences.

DU PAIN.

C'est avec la farine des graminées, substance composée presque exclusivement de fécule, qu'on fait le pain, l'aliment le plus usité et le plus précieux pour tous les peuples de la terre, mais surtout pour nous autres Français, qui en faisons la base de notre alimentation.

Le pain est un aliment à la fois très-léger et très-nourrissant; c'est le plus sain de tous; celui dont on se dégoûte le moins quand il est bien fabriqué, celui peut-être qui convient le mieux dans tous les âges et à toutes les constitutions.

Mais, pour qu'il ait toutes les qualités alimentaires, il faut qu'il soit blanc, percé d'une grande quantité de trous à l'intérieur, bien levé et cuit à propos; ce qu'on ne peut obtenir qu'en faisant le pain avec de la farine de froment, parce qu'il y a dans cette farine une substance nommée *gluten* qui contribue puissamment au travail de fermentation nécessaire à la fabrication du pain.

Il y a du gluten dans le froment et le seigle : aussi, leurs farines sont-elles les plus propres à faire un pain léger et nourrissant. On peut ajouter à ces farines d'autres fécules, telles que celles d'orge, de maïs, de pommes de terre, comme cela se fait dans les campagnes;

seulement on obtient ainsi un pain épais, gras, nourrissant, il est vrai, mais d'une difficile digestion.

On peut s'assurer de la qualité des farines qui sont dans le commerce en constatant la quantité de gluten qu'elles contiennent. Ce moyen a souvent permis de reconnaître que des farines impropres à la panification avaient été ajoutées par la fraude aux farines de froment.

Le pain chaud sortant du four est lourd et indigeste; il en est de même du pain non suffisamment cuit, lequel est gras et humide. Ce pain se conserve mal et ne tarde pas à se couvrir de moisissures, qui non-seulement nuisent à la digestion, mais qui peuvent amener du trouble dans les fonctions de l'estomac et des intestins.

La fécule sert encore à préparer les pâtes, telles que le vermicelle, le macaroni, qu'on fait cuire dans l'eau, le lait ou le bouillon, et qui constituent des aliments très-nourrissants et d'une digestion facile.

La farine de toutes les graminées et celle des autres végétaux, châtaignes, pommes de terre, sarrasin, etc., peut être employée à faire des potages, des bouillies, qui se digèrent bien et nourrissent de même.

La *pâtisserie* est la plus mauvaise manière de préparer la fécule, parce qu'on l'associe à des œufs, à de la crème, à des corps gras, souvent de mauvaise qualité. Il résulte de tous ces mélanges, presque toujours mal cuits, des gâteaux lourds et indigestes qui incommodent souvent les enfants malades ou convalescents. J'ai vu fréquemment des rechutes occasionnées par des gâteaux, qui, n'ayant pas été digérés par les petits malades, amenaient des vomissements, de la fièvre, et enfin rappelaient une maladie que l'on avait dû croire terminée. Il ne faudrait jamais donner aux enfants des gâteaux feuilletés ou à la crème, les gâteaux secs sont les seuls qui leur conviennent.

Après la famille des graminées, le groupe de plantes le plus utile à l'homme par ses qualités alimentaires est celui auquel on a donné le nom de *famille des légumineuses*. C'est là que se trouvent le pois, la fève, le haricot, la lentille. Ces aliments agissent différem-

ment selon qu'ils sont frais ou secs et parve-
nus à leur maturité. A leur état frais, ces
légumes contiennent beaucoup d'eau, de sucre
et une faible quantité de fécule ; ils nourrissent peu, mais leur tissu tendre les rend faciles
à digérer ; quand ils sont secs ils sont très-
nourrissants, parce qu'ils renferment beaucoup
de fécule et de substances grasses et azotées.

Les graines des légumineuses ont une enveloppe qui en rend la digestion difficile ;
mais on est parvenu à les faire sécher en leur
enlevant cette enveloppe et en leur conservant
toutes leurs qualités nutritives, puisque, après
la dessiccation, elles possèdent 50 °/$_0$ de fécule
et 25 °/$_0$ de matières azotées. Il suffit avant de
les faire cuire de les laisser tremper pendant
six heures dans l'eau froide, et alors on a un
aliment excellent et très-agréable.

La pomme de terre contient beaucoup de
fécule amylacée, mais peu de matières grasses
et azotées ; c'est un bon aliment, très-facile à
digérer, qui convient à tous les estomacs ; pour
être un aliment complet, la pomme de terre a
besoin d'être associée à des substances contenant de l'azote.

On a essayé inutilement de faire un pain salubre avec la fécule de pomme de terre ; pour y réussir, il faut ajouter de la farine de froment.

La châtaigne a pour principes immédiats la fécule, le gluten, le sucre ; c'est un aliment sain et nourrissant.

L'artichaut cuit, la betterave, le navet, la carotte, l'asperge, la laitue et la chicorée cuites, le chou-fleur, les salsifis, les haricots verts et les petits pois verts, etc., peuvent être considérés comme des aliments adoucissants, légers, de facile digestion, nourrissants, quand ils sont associés au pain ou aux viandes. Les choux sont assez nourrissants, mais ils se digèrent difficilement ; il faut en manger peu, les bien mâcher et les assaisonner avec du sel et du poivre, pour aider au travail de la digestion.

La plupart des végétaux, quand on les mange crus ou en salade, se digèrent mal.

Les champignons qui croissent spontanément dans les prairies et les bois sont, dans

certaines contrées de l'Europe, employés à
l'alimentatiou de l'homme. En France, on en
fait un usage plus modéré, et on ne s'en sert
guère que comme assaisonnement. Cependant,
quelques personnes en mangent avec grand
plaisir et les recherchent avec empressement
dans leurs promenades à la campagne.

Le champignon est un aliment difficile à
digérer, mais très-nourrissant; malheureusement ce genre d'alimentation n'est pas sans
présenter de graves dangers. En effet, un
grand nombre de champignons contiennent un
principe vénéneux, et, chaque année, les journaux annoncent la mort de personnes qui en
ont mangé, recueillis dans les bois, et qu'elles
connaissaient mal.

Il m'est presque impossible de vous donner
ici des moyens sûrs de reconnaître toujours
et facilement les champignons vénéneux de
ceux qui ne le sont pas. Pour prévenir les
accidents qui résulteraient de leur usage in-
considéré, l'autorité ne laisse arriver sur les
marchés que les champignons de couche et

la morille, espèces qui ne présentent aucun danger.

Le meilleur conseil que je puisse vous donner à ce sujet, c'est de n'employer que les champignons dont la vente est permise, et de vous priver de tous ceux qui sont trouvés dans les bois.

DES FRUITS.

Les fruits, que nous mangeons avec tant de plaisir pendant les vives chaleurs de l'été, ne peuvent guère être considérés comme des aliments nourrissants, surtout quand ils sont frais, la plupart contenant beaucoup d'eau, du sucre et quelque acide. Quand ils sont séchés au soleil ou au four, ils perdent leur eau et leur acide, ils sont plus sucrés, leur chair devient plus ferme et plus nourrissante; de ce nombre sont la figue, la prune, la poire, le raisin, etc.

Les amandes, les noix, contiennent de la fécule unie à un principe huileux qui rend leur digestion plus difficile, surtout quand elles sont sèches.

A l'état frais, les fruits se digèrent d'autant plus facilement que la chair en est plus tendre, moins compacte. Il faut éviter avec grand soin d'en manger avant leur maturité, alors ils irritent l'estomac et les intestins.

Le melon et l'abricot sont accusés d'être insalubres et de donner la fièvre : c'est une erreur. L'abricot, un des fruits les plus savoureux et les plus exquis de notre France, se digère très-bien et n'incommode point, quand il est parfaitement mûr et pris en quantité modérée. Il en est de même du melon; cependant une tranche de melon très-froide, mangée très-vite, et quand on a bien chaud, peut en effet troubler la digestion.

J'ai vu vendre à Paris de petits abricots tombés avant leur maturité ; les enfants, heureux d'en avoir cinq ou six pour un sou, s'empressaient d'en acheter. Ce sont ces abricots-là qui rendent malade; il ne faut point en laisser manger aux enfants. Les jeunes filles mangent souvent avec avidité les pommes avant qu'elles soient mûres; on doit les en empêcher et surveiller leur santé, car ce désir dénote un état maladif.

Les fruits peuvent être mangés cuits; alors ils sont plus nourrissants et de facile digestion. On fait, avec la plupart des fruits, des confitures, qui se gardent longtemps et sont très-utiles pour donner aux enfants lorsqu'ils sont convalescents.

On fait avec le cacao une préparation, le chocolat, qui est un bon aliment se digérant bien lorsqu'il n'est pas trop épais, et qui sert pour le déjeuner de beaucoup de personnes.

ALIMENTATION ANIMALE.

L'alimentation animale est bien plus nourrissante que l'alimentation végétale. La chair des animaux contient des principes fortement réparateurs, que l'estomac garde plus longtemps, et qui, séparés par le travail de la digestion, donnent au chyle une grande énergie.

Tous les animaux et toutes les parties des animaux ne présentent pas cependant des principes également nutritifs. Ainsi les animaux faits, tels que le bœuf, le mouton, le porc, le cheval, le lièvre, le chevreuil, le canard, l'oie, la perdrix, etc., etc., qui ont la chair rouge ou noire, fournissent un chyle plus riche en principes nutritifs que les animaux plus jeunes et à chair blanche, parmi lesquels nous trouvons le veau, le poulet, le lapin, l'agneau, le chevreau, etc., etc. Les aliments produits par ces animaux sont plus légers, plus tendres, plus rafraîchissants, et conviennent surtout aux personnes qui ont besoin d'une nourriture moins forte.

L'introduction de la viande de cheval dans l'alimentation publique est un progrès récent, un bienfait pour les ouvriers et les familles pauvres. On savait depuis longtemps que cette chair est saine et bonne. Le grand chirurgien Larrey l'avait prouvé, en sacrifiant ses propres chevaux pour donner aux blessés en campagne de la viande et du bouillon.

Pour vaincre le préjugé, il a fallu les efforts persévérants de la Société protectrice des animaux. En conseillant d'utiliser une ressource alimentaire qu'on peut estimer au 14e de la viande de boucherie consommée à Paris, la Société protectrice a pour but de soustraire les chevaux dont les forces sont épuisées, aux brutalités révoltantes qu'on exerce envers eux.

Au mois de juin 1866, la première boucherie de viande de cheval s'est ouverte à Paris. Il en existe aujourd'hui plus de vingt. Beaucoup de villes de province, Nancy, Lyon, Rouen, Strasbourg, Amiens, Mulhouse, etc., etc., commencent à suivre l'exemple de la capitale.

On ne mange pas seulement la chair musculaire des animaux, on mange encore certains organes, tels que : le cerveau, le poumon, aliments faciles à digérer et assez nourrissants; le foie, les reins ou rognons, le gésier, organes dont la chair serrée et compacte a besoin d'être ramollie convenablement pour être facilement digérée; enfin le sang, qui contient beaucoup de principes nutritifs, mais qu'on prépare de telle façon qu'il est lourd sur l'estomac. Nous employons encore dans nos usages alimentaires certaines productions des animaux, telles que l'œuf et le lait. L'œuf de poule est un. excellent aliment, qui se digère bien, nourrit beaucoup, et qui convient à tous les estomacs, aux convalescents comme aux personnes en bonne santé.

Le lait est la première nourriture de

l'homme ; cet aliment lui a suffi seul pendant les premiers mois de sa vie ; il lui convient encore à tous les âges.

Le lait pur ou associé à d'autres substances alimentaires, ou transformé par des préparations particulières, en beurre ou en fromage, est un aliment dont on fait une consommation journalière.

Au moment de sa naissance, l'enfant trouve cet aliment tout préparé pour ses faibles organes dans le sein de sa mère, et s'il y a empêchement grave à ce que celle-ci le nourrisse, ce qui est toujours regrettable, on lui présente le sein d'une autre femme, qui, elle aussi, vient de donner le jour à un enfant.

Les femelles de plusieurs animaux domestiques, les vaches, chèvres, brebis, ânesses, juments, fournissent à l'homme un lait de bonne qualité, qui peut avantageusement concourir à son alimentation, et remplacer même, dans certaines circonstances et à certaines conditions, le lait maternel.

Le lait est un aliment composé de divers principes; les expérimentateurs et chimistes y ont trouvé de l'eau, du sucre, du beurre et une substance caséeuse propre à faire le fromage ; mais ces substances ne sont pas en égales proportions dans toutes les espèces de lait. Ainsi le lait d'ânesse et celui de jument ont beaucoup de rapport entre eux, et se rapprochent par leur composition du lait de la femme ; ils contiennent de l'eau, du sucre, et fort peu de matériaux propres à former le beurre ou le fromage. Ils sont très-légers, très-adoucissants, et conviennent surtout à l'enfance, aux convalescents et aux malades.

Les laits de chèvre, de brebis et de vache sont plus nourrissants que les précédents ; on y trouve moins d'eau et de sucre, mais beaucoup plus de beurre et de fromage. Le lait de chèvre est plus tonique et contient plus de fromage que celui de la vache, qui présente une plus grande quantité de beurre et qui est plus rafraîchissant. Le lait des brebis fait un fromage épais, assez difficile à digérer.

Abandonné à l'air libre, et surtout pendant

les chaleurs de l'été, ou mis en contact avec un acide, pendant l'ébullition, le lait se décompose : la partie aqueuse se sépare de la partie caséeuse. Ce liquide forme alors ce qu'on appelle du petit-lait, boisson rafraîchissante, aigrelette ; l'autre portion forme le lait caillé, que l'on mange avec plaisir pendant la saison des chaleurs et qu'on digère bien quand il s'est séparé de lui-même ; mais il est très-lourd et très-indigeste quand la séparation a eu lieu sur le feu.

La qualité du lait diffère non-seulement dans les diverses espèces d'animaux, mais encore selon l'âge, la constitution et l'alimentation de l'animal qui le fournit.

Nous voyons bien souvent des personnes affaiblies par de longues maladies ou par des excès, retrouver la force et la guérison dans une alimentation composée exclusivement de lait de bonne quantité. Ce liquide les nourrit suffisamment, et comme il n'exige pas un grand travail de la part des organes digestifs, il ne les fatigue point et tempère, au contraire, l'état d'irritation de ces organes. Mais pour des jeunes gens et des hommes qui se livrent à un travail pénible, le lait ne peut entrer dans leur alimentation qu'à la condition d'user en même temps d'autres aliments plus nourrissants.

Il est des personnes qui ne digèrent pas le lait et qui sont dérangées par cet aliment; à ces personnes on conseille souvent d'associer le lait à des excitants aromatiques. Il nous paraît plus simple et surtout beaucoup plus raisonnable de renoncer à un aliment qui trouble la digestion.

Cet inconvénient se présente bien plus souvent à Paris que dans les campagnes, et cela tient à ce que dans les grandes villes les animaux sont renfermés dans des étables étroites et mal aérées, et que la nourriture qu'on leur donne est choisie dans le but de faire produire plutôt une grande quantité qu'une bonne qualité de lait. En outre, le lait est presque toujours falsifié. De toutes les falsifications qu'on a reprochées aux marchands, la plus commune est celle qui consiste à ajouter de l'eau et à enlever la crème, ce qui le rend plus léger, moins nourrissant. On parle de bien d'autres moyens de falsification ; mais nous devons penser que, grâce à la rapidité du transport par les chemins de fer, rapidité qui permet de recevoir chaque jour à Paris du lait provenant de villages très-éloignés, et grâce aussi à la surveillance active de la préfecture de police et du conseil de salubrité, nous verrons diminuer et peut-être disparaître toutes ces fraudes.

La qualité médiocre du lait dans les grandes villes, et notamment à Paris, nous dit assez qu'il ne faut point en faire trop prendre aux enfants, ni même aux grandes personnes qui font peu d'exercice et qui sont logées dans des lieux bas et humides.

Le lait peut être pris aussitôt sa sortie du pis de la vache, ainsi qu'il a été préparé par la nature, alors que toutes les parties qui le composent sont exactement mêlées ensemble. C'est le moyen de retirer le plus de bénéfice

de cet aliment salutaire. Si on le laisse refroidir, et qu'on le mange ainsi quelques heures
après la traite, le lait est quelquefois mal digéré.

Enfin, on fait bouillir le lait, on y met du
sel, du sucre ou du miel, et on l'associe au
pain, au vermicelle, à la semoule, au riz, etc.,
pour faire des potages excellents et de facile
digestion. On fait encore avec le lait et les
œufs des crèmes que l'on aromatise avec l'eau
de fleur d'oranger, la vanille, le café. Ces
crèmes sont très-appréciées des gourmets et
se digèrent assez bien quand on n'en mange
pas trop à la fois.

Le beurre est extrait du lait par le battage.
C'est un aliment doux et facile à digérer quand
il est frais ou légèrement salé. On peut, sans
inconvénient, donner aux enfants une tartine
légèrement recouverte de ce beurre ; mais,
lorsqu'il est vieux, ou si on le fait roussir
pour la préparation de certains aliments, le
beurre contracte une âcreté qui le fait mal
supporter par beaucoup d'estomacs.

Le fromage est fourni par le caséum du lait : il a des qualités différentes selon qu'il est frais ou fermenté. Le fromage mou ou à la pie, le neufchâtel frais, le fromage de Coulommiers, sont très-agréables au goût, mais ils ont besoin d'un peu de sel pour être facilement digérés. Au contraire, les fromages faits ou fermentés se digèrent très-bien ; ils aident la digestion en exerçant une certaine excitation sur l'estomac. On peut faire un repas avec un morceau de pain et du fromage, et se trouver suffisamment restauré, car le fromage est nourrissant. Les fromages trop vieux s'altèrent et peuvent produire des accidents d'empoisonnement.

En ajoutant au lait une certaine quantité d'infusion de café et de sucre, on fait un aliment très-recherché par un grand nombre de personnes, et qui sert ordinairement pour le déjeuner. On a longtemps regardé ce mélange comme nuisible à la santé, et quelques médecins pensent encore que le café au lait dérange les fonctions de l'estomac, surtout chez

les femmes, et qu'il doit être rejeté de l'alimentation.

Malgré cette réprobation, nous croyons que
le lait de bonne qualité, mêlé avec une petite
quantité de bon café, forme un aliment qui
en général se digère bien et nourrit beaucoup.
Le café au lait cependant ne convient pas à
tout le monde : les personnes nerveuses,
celles dont l'estomac fait mal ses fonctions,
doivent s'en abstenir. Mais le café au lait dont
on fait usage à Paris pour le déjeuner possède
rarement la vertu alimentaire dont je viens
de parler, parce que le lait qu'on emploie est
souvent falsifié et que la poudre de café est
ou avariée ou mêlée à des substances qui lui
donnent un goût désagréable. Il en résulte
qu'on ne sait vraiment plus ce qu'on mange
et ce qu'on fait manger aux enfants, et, dans
ce cas, il vaut mieux donner à ces enfants
une bonne soupe ou de la bouillie de fécule
de maïs que de leur faire prendre un aliment
ainsi falsifié.

POISSONS.

Les poissons nous fournissent encore une nourriture saine, agréable et variée, nourriture du pauvre aussi bien que du riche, car les étangs, les rivières, les mers sont pleuplés d'une multitude de poissons qui sont à la disposition de l'homme.

Nous pouvons dire d'une manière générale ce que nous avons dit déjà pour d'autres aliments. Les poissons dont la chair est tendre, facile à diviser, sont très-digestifs et doivent être donnés à des convalescents, de préférence aux poissons à chair ferme, serrée, qui se digèrent moins bien. Parmi les premiers se trouvent la limande, la sole, l'éperlan, le turbot, la truite, le merlan, la dorade, l'alose, la lotte, le hareng frais ; et parmi les seconds on remarque : l'anguille, le brochet, la carpe, l'esturgeon, le goujon, la lamproie, le maquereau, la morue, la raie, le saumon, le thon. Ces poissons, quand ils sont salés, sont, de même que le hareng saur, de mauvais aliments.

Les crevettes, les écrevisses, le homard ont la chair très-ferme et sont par conséquent dificiles à digérer. Les huîtres bien fraîches sont d'une digestion facile, excitent l'appétit et nourrissent; cuites, elles sont indigestes. Les moules se digèrent moins facilement, elles déterminent souvent, surtout l'été, un malaise général, du mal de tête et une démangeaison désagréable sur toute la peau.

MODE DE CUISSON.

Le mode de cuisson influe beaucoup sur la manière dont les aliments sont digérés, et il ne faut pas oublier qu'il ne suffit pas de prendre un bon aliment pour qu'il nourrisse, car il peut être préparé de telle façon qu'il oppose à l'estomac et dans les intestins un obstacle au travail de la digestion.

La manière la plus simple de faire cuire la

viande, c'est de l'exposer sur des charbons ardents et de la griller. De cette façon la chair est très-nutritive ; mais il faut avoir la précaution de ne pas la faire trop cuire et de ne pas lui laisser prendre un goût de fumée très-désagréable et qui nuit à la digestion. On se sert maintenant d'un gril recevant le suc de la chair pendant la cuisson : il empêche cette substance de tomber dans le feu et préserve la viande de l'odeur de chair brûlée.

On fait rôtir la viande soit à la broche, soit au four ; on lui laisse ainsi tous ses principes nutritifs, car pendant la cuisson il se forme un rissolé qui enveloppe l'aliment et retient dans son épaisseur les sucs nourriciers qu'on voit s'écouler quand on coupe la viande. On la cuit aussi à l'étuvée, c'est-à-dire dans un vase clos, avec très-peu d'eau. La viande préparée par la vapeur de l'eau se ramollit, s'attendrit, devient très-facile à digérer, et par ce procédé elle conserve ses qualités nutritives.

Les viandes frites sont très-tendres et se digèrent bien, mais la friture qui est autour est indigeste ; fumées et salées, les viandes sont échauffantes.

Enfin on peut encore faire une bonne préparation alimentaire en plaçant la viande dans une marmite avec une certaine quantité d'eau ; on soumet la viande à une ébullition prolongée pendant plusieurs heures, et l'eau devient un bouillon plus ou moins nourrissant, suivant la qualité de l'animal. Ce bouillon préparé avec du poulet ou du veau sera léger, rafraîchissant ; il conviendra surtout aux personnes dont l'estomac est délicat ou qui relèvent de maladie, lesquelles ont besoin de prendre une alimentation peu substantielle. Préparé avec le bœuf, le porc, le mouton ou le cheval, le bouillon est très-nourrissant et se digère bien en état de santé : il sert à faire des soupes ou des potages, aliments précieux et convenant à tous les âges.

La viande qui a servi à préparer le bouillon, quoiqu'elle ait cédé une partie de ses qualités, en conserve encore assez pour constituer un bon aliment, se digérant bien et suffisamment nourrissant. Si l'on fait bouillir le pot-au-feu pendant un temps très-long, l'eau se chargeant de plus en plus des principes nutritifs de la viande, le bouillon deviendra encore plus fortifiant et prendra le nom de consommé ; mais la viande, durcie par cette longue ébullition, sera plus difficile à digérer et contiendra beaucoup moins de principes réparateurs.

Cette préparation est tellement utile et par ses propriétés alimentaires et à cause de son économie , que je ne cesse de recommander ici de mettre au moins une fois par semaine le pot-au-feu dans tous les ménages, ou d'aller souvent manger une bonne soupe grasse et un morceau de bœuf bouilli dans un établissement spécial, alimentation de beaucoup préférable à la charcuterie, dont vous faites une trop grande consommation. La viande de charcuterie se digère assez bien, parce qu'elle est très-relevée par le sel, le poivre, etc., mais elle est très-échauffante, et il faut en manger modérément.

ASSAISONNEMENTS.

On a pour but en assaisonnant les aliments d'en faciliter la digestion ou d'en rendre le goût plus agréable. On y parvient très-bien en ajoutant du sel, du poivre, de la moutarde, de l'ail, de l'oignon, du thym, du laurier ; mais ou rend l'aliment plus excitant, plus échauffant. Le sel employé à petites doses est le plus convenable de tous les assaisonnements : il relève la saveur des aliments fades et en facilite réellement la digestion. Il ne faut pas cependant en faire un abus. Le lait, la crème, le beurre, l'huile, qu'on ajoute aussi aux aliments dans le même but, ont souvent pour effet, au contraire, de nuire à la digestion.

Tous les vases employés dans les cuisines doivent être tenus dans le plus grand état de propreté. Le beurre, l'huile, les acides laissés dans des vases de cuivre ou d'étain, peuvent donner lieu à la formation de sels vénéneux.

Il y a même un choix à faire relativement aux ustensiles de cuisine : tous ne doivent pas être employés indifféremment, car il en est qui pourraient altérer les aliments, tels que les vases de plomb, qu'il faut rejeter de la manière la plus absolue. Les vases de fer, et surtout de fer émaillé, de faïence, de porcelaine, de grès et de verre doivent être préférés à tous les autres dans les usages domestiques.

BOISSONS.

Le point capital de toute bonne alimentation consiste à digérer ce qu'on mange. Or, il ne suffit pas de prendre des aliments solides, il faut encore y ajouter des liquides qui, en se mêlant aux aliments, facilitent la digestion. Celui qui mange vite et beaucoup sans boire ne tarde pas à éprouver une gêne très-grande dans la région de l'estomac, et il se plaint qu'il étouffe. Cette oppression cesse aussitôt qu'il a avalé quelques gorgées de liquide. Les bois-

sons servent aussi à calmer la soif occasionnée
par les travaux pénibles, les exercices actifs
ou par l'élévation de la température de l'air.

DE L'EAU.

Le liquide le plus à notre portée et qui
forme la boisson la plus naturelle, la plus
saine et la plus salutaire, c'est l'eau. Cette
eau doit être claire, limpide, sans odeur ni
couleur, agréable au goût. Elle doit contenir
de l'air, bouillir sans se troubler ni former de
dépôt, cuire les légumes secs et dissoudre le
savon. Si elle est trouble, il faut la filtrer
avant de la boire ou de l'employer aux usages
alimentaires, et si elle a un goût désagréable,
il ne faut pas s'en servir. L'eau, étant un
objet de première nécessité, doit être con-
servée dans des vases propres, couverts et,
autant que possible, dans des fontaines à filtre
que l'on aura la précaution de nettoyer souvent.

Fraîche et pure, l'eau est très-agréable à boire : elle aide à la digestion des aliments et calme parfaitement la soif. Tiède, elle est lourde et indigeste et provoque les vomissements; très-chaude, elle se digère mieux et excite la transpiration; froide et prise en petite quantité, elle apaise la soif, mais elle peut causer de très-graves maladies aux personnes qui en boivent beaucoup ou qui ont très-chaud. Un chirurgien militaire rapporte qu'à l'armée d'Italie il mourut beaucoup plus de soldats pour avoir bu de l'eau froide lorsqu'ils étaient en sueur qu'on n'en perdit par le feu de l'ennemi.

Les eaux de rivière qui coulent rapidement sur un fond de sable sont les meilleures. Les eaux de source sont très-recherchées à cause de leur limpidité et de leur fraîcheur. Elles sont quelquefois très-bonnes, mais elles ont l'inconvénient de contenir moins d'air que celles des rivières, et, de plus, elles peuvent être chargées de sels ou d'autres substances qu'elles ont rencontrées dans leur parcours à travers la terre. C'est ainsi que se forment les eaux minérales naturelles employées comme médicament et qui rendent de très-grands services à la médecine.

Les eaux de puits, surtout celles des puits qui sont creusés dans le sol de Paris, sont lourdes, malsaines et désagréables au goût.

On peut encore utiliser l'eau de la pluie, car elle est très-pure, mais il ne faut prendre ni la première qui tombe, ni la pluie d'orages, parce qu'elles se sont chargées des corps étrangers qui flottent dans l'atmosphère. On ne doit jamais boire d'eau stagnante, soit qu'on la prenne au bord des rivières, dans les étangs ou dans les marais, surtout pendant l'été, soit, à plus forte raison, celle qui se trouve dans le voisinage d'ateliers ou d'égouts capables de la charger de substances nuisibles.

L'eau est la base de toutes les autres boissons ; on peut y ajouter du sucre, du miel, ou le suc de divers fruits, tels que l'orange, le citron, la groseille, la cerise, etc. Ces boissons sont agréables à boire, rafraîchissantes, et calment la soif entre les repas. Mais les eaux acidulées ne conviennent pas au moment du repas, parce qu'elles nuisent à la digestion.

L'eau bouillante versée sur des fleurs ou des feuilles forme ce qu'on nomme une *infusion*, qui sera adoucissante ou excitante, suivant la nature de la plante. C'est ainsi qu'on prépare dans nos maisons la plupart des tisanes de fleurs pectorales, de tilleul, de camomille, etc.

L'infusion de *thé*, très en usage chez nos voisins les Anglais pour servir aux besoins de l'alimentation, soit seule, soit mêlée au lait, est beaucoup moins employée en France, où l'on se sert de ses propriétés stimulantes plutôt pour aider à la digestion quand elle est difficile et quand l'estomac est surchargé d'aliments.

L'infusion de *café* est excitante et agréable au goût; elle plaît à presque tous les hommes, et facilite la digestion chez les personnes dont l'estomac a besoin de stimulant; mais elle peut devenir nuisible si on en prend une trop grande quantité ou si elle est trop concentrée. Le café donne, dans ce cas, aux mouvements du cœur, à la circulation du sang, une impulsion très-vive, qui cause des palpitations et un tremblement nerveux qu'il faut éviter, car cette excitation trouble le sommeil. En ajoutant au café des liqueurs spiritueuses, on augmente encore cet inconvénient.

BOISSONS FERMENTÉES.

L'homme ne se contente point de l'eau, qu'il trouve très-fade, et il a depuis longtemps essayé de la remplacer par des liquides qui sont le résultat de la fermentation des végétaux. C'est ainsi qu'on prépare le vin, la bière, le cidre, etc. Le *vin* est la meilleure de ces boissons et la plus appréciée ; pris avec modération et étendu d'une suffisante quantité d'eau, le vin est tonique et excite la digestion, et, s'il ne contenait pas une trop grande quantité d'alcool, substance qui amène l'ivresse, on serait bien plus disposé à conseiller l'usage de cette agréable boisson,

La *bière* doit être transparente, légèrement

amère, et produire une vive effervescence lorsqu'on la transvase ; de bonne qualité et coupée avec de l'eau, c'est une boisson saine et tonique.

Le *cidre*, boisson obtenue par la fermentation des pommes, est agréable au goût ; il occasionne parfois des dérangements de corps, et il est très-souvent falsifié et par conséquent de mauvaise qualité à Paris. Le cidre convient dans le pays où on le fabrique et où on le boit naturel.

Par la distillation, on extrait *l'eau-de-vie* de toutes les boissons fermentées. Cette liqueur forte produit l'ivresse et de graves désordres dans l'économie. Elle doit être repoussée par le plus grand nombre des hommes et surtout par les jeunes gens, qui peuvent la regarder comme un véritable poison. Il résulte de faits rassemblés par les auteurs que ceux qui abusent des liqueurs spiritueuses meurent fort jeunes ou traînent jusqu'à leur mort dans l'abattement ou la folie leur misérable existence.

La plupart des ouvriers sont persuadés, et

plusieurs d'entre vous probablement partagent cette opinion, que l'usage du vin leur est absolument nécessaire pour soutenir leurs forces ; dans cette pensée, beaucoup en font une consommation qui va jusqu'à l'abus. Nul doute que l'usage modéré des boissons, telles que le vin, le cidre et la bière, ne soit favorable à l'entretien de la santé. Il est certain néanmoins que les hommes, même ceux qui se livrent habituellement à des travaux pénibles, pourraient s'en passer, sans que leurs forces eussent à en souffrir. Les Turcs, les Arabes, ne boivent ni eau-de-vie, ni liqueurs, ni bière, ni vin, et cependant, vous le savez, on dit en proverbe : Fort comme un Turc.

Franklin, cet homme si éminent que nos pères ont vu ministre plénipotentiaire des États-Unis en France, mais qui d'abord fut longtemps simple ouvrier comme vous, travaillant dans une imprimerie, étonné de voir que les ouvriers, ses compagnons d'atelier, consommaient chaque jour une quantité prodigieuse d'eau-de-vie et de bière, et toujours sous le prétexte d'entretenir leurs forces, mais bien souvent aux dépens de leur santé, voulut les convaincre par son exemple que l'usage de ces boissons n'était nullement nécessaire à l'entretien des forces. Il vécut donc au milieu d'eux avec la plus grande frugalité pendant plusieurs années, s'abstenant de l'usage de toute boisson alcoolique ou fermentée ; et il leur prouva par une expérience de tous les jours que, malgré cette abstinence, il pouvait lutter avec les plus robustes d'entre eux, et qu'il ne le cédait à aucun lorsqu'il s'agissait de porter de lourds fardeaux ou de prolonger la durée des heures de travail. Son exemple amena ses compagnons d'atelier à une vie régulière et sobre.

Aux États-Unis et en Angleterre, sous l'inspiration d'un saint religieux de l'ordre de Saint-François, le Père Matthew, il s'est formé un grand nombre de sociétés dites de *tempérance,* dont les membres prennent l'engagement formel de ne boire ni vin, ni bière, ni spiritueux d'aucune sorte : c'est par milliers que l'on compte les membres de ces sociétés. L'engagement qu'ils contractent les moralise, car il n'y a jamais chez eux de ces rixes occasionnées par l'ivresse, et qui sont si fréquentes chez nous, et ils économisent ce qu'ils auraient dépensé en boisson. On ne dit pas que les membres de ces sociétés soient moins robustes, moins durs au travail que ceux qui font usage de vin, de cidre, de bière et de liqueurs spiritueuses.

Les boissons fermentées ne sont donc pas absolument nécessaires à l'homme : prises en quantité modérée, elles ne sont pas nuisibles ; mais si la quantité est trop grande elles amènent l'ivresse.

DE L'IVRESSE.

Il y a plusieurs degrés dans l'ivresse : d'abord le buveur éprouve une excitation légère qui déride la physionomie, augmente sa joie, rend ses réponses plus vives ; il devient plus hardi, moins circonspect. Mais bientôt le vin change la simple et spirituelle gaieté qui règne à table en un bruit épouvantable ; on n'entend plus que des cris et le choc des verres. La soif augmente, les têtes s'échauffent, et, à mesure qu'on boit, on voit tout à coup surgir des querelles et quelquefois des rixes sanglantes. « En même temps, toute retenue a disparu. Tel était décent, qui se montre effronté, libertin ; le pusillanime devient insolent ; l'homme paisible est saisi d'accès de fureur ; les objets apparaissent doubles : on veut saisir ce qui est éloigné ; le verre que l'on porte à la bouche échappe des mains et se brise ; veut-on se lever, la jambe est flageolante : on chancelle, on roule sous la table. Un sommeil de plomb, une torpeur générale s'emparent alors de l'homme ivre ou plutôt ivre-mort. Les matières fécales et les urines s'échappent involontairement, les vomissements surviennent, et quelquefois c'est dans les restes dégoûtants de l'orgie que l'on voit l'ivrogne cuver et digérer son vin (1). »

Dans l'état d'ivresse, l'homme, perdant tout jugement, devient très-communicatif ; il raconte au premier venu tout ce qui lui passe

______

(1) Descuret, *Médecine des passions.*

par la tête. C'est ainsi qu'un homme ivre peut apporter de grands préjudices à ses intérêts et aux intérêts de ses parents ou de ses amis les plus chers, et causer de véritables chagrins aux personnes qui lui ont confié des secrets.

L'ivresse est donc l'état où se trouve une personne qui a trop bu de liqueurs fermentées ou spiritueuses. C'est une véritable maladie, une sorte d'empoisonnement. L'ivresse est plus ou moins prononcée. Si elle est forte, l'homme chancelle et roule par terre à chaque pas; il peut, dans cet état, s'endormir dans un lieu humide, et se réveiller glacé et sérieusement malade; il peut lui arriver des accidents imprévus; il peut être écrasé par une voiture; il peut enfin mourir d'apoplexie ou de convulsions ou de froid.

En outre, combien de malheurs sont la suite de cet état d'ivresse! Je vais vous citer quelques faits puisés dans la *Gazette des Tribunaux,* pour vous prouver à combien de dangers l'homme s'expose en se laissant aller à prendre des boissons enivrantes.

Voici, par exemple, un fait qui vous démontrera le peu de circonspection de l'homme ivre.

Jean Cholokinski, journalier, habitant la commune de Montmartre, entra dans un cabaret de la chaussée de Clignancourt pour y souper, et, n'ayant pas tardé à s'enivrer, il eut l'imprudence, étant dans cet état, de frapper sur son gousset en s'écriant : « J'en « ai de l'argent ! qui veut que je lui paye à « boire ? En v'là des pièces de cinq francs ! » Ces mots n'échappèrent pas à trois individus qui étaient attablés dans le cabaret, et qui en sortirent en même temps que Cholokinski. Celui-ci était à peine arrivé au milieu du boulevard, fort désert en cet endroit, qu'il se vit assailli par nos trois individus, qui le terrassèrent, l'accablèrent de coups et le laissèrent évanoui sur place, après lui avoir enlevé une somme de cinquante-cinq francs. »

Dans les deux faits suivants, la mort des deux individus a été occasionnée par leur état d'ivresse :

« Un musicien bavarois, se trouvant un jour, dans un cabaret de la rue Saint-Denis, en état complet d'ivresse, chantait, hurlait de telle façon, qu'il troublait la tranquillité des autres buveurs. Il avait été plusieurs fois invité à se taire ou à sortir, mais sans en tenir aucun compte, et recommençait à crier de plus belle, lorsque enfin un des buveurs, impatienté, voulant mettre un terme à ce tapage assourdissant, saisit notre ivrogne par le milieu du corps et le poussa rudement hors du cabaret.

« Le pauvre musicien, qui ne pouvait se tenir sur ses jambes, alla tomber sur le pavé, en travers de la rue, et une voiture omnibus qui arrivait en ce moment lui passa sur le corps, malgré les efforts du cocher pour retenir ses chevaux. »

« Après un repas dans lequel il avait oublié les préceptes de la sobriété, le sieur L... regagnait vers minuit son domicile ; appesanti par l'ivresse, il éprouvait la plus grande difficulté à gravir l'escalier. Arrivé à la hauteur du quatrième étage, il voulut s'arrêter pour se reposer, et il s'appuya au bord de la fenêtre ouverte sur le palier. Par suite de mouvements que provoquait malgré lui l'excitation à laquelle il était en proie, il fut précipité extérieurement, et son paletot, s'étant accroché à l'une des saillies d'un balcon du deuxième étage, il resta suspendu dans la position la plus critique. Les nuages qui obscurcissaient les idées du sieur L... se dissipèrent : comprenant tout le péril de sa situation, il se mit à crier au secours d'une façon si désespérée, que la plupart des locataires accoururent demi vêtus, apportant de la lumière. On se disposait à sauver le malheureux, lorsque l'étoffe, cédant sous le poids de son corps, se déchira subitement et le laissa tomber sur le pavé, où il se brisa le crâne. La mort fut instantanée. »

Je vous ai souvent entretenu du danger des paris ; les deux faits suivants confirment ce que je vous ai dit à ce sujet :

« Le 19 septembre 1843, un ouvrier nommé Sterickler, étant à boire dans un cabaret tenu par la femme Debrié, s'écria tout à coup, dans un accès d'ivresse : « Je boirais « bien encore pour trois francs d'eau-de-vie.

« — Tu n'en boirais pas seulement un litre,
« lui répondit un jeune homme nommé Du-
« bois. — Je parie que si, » répliqua Sterickler. Le pari fut accepté, et il fut convenu
que si l'eau-de-vie ne faisait aucun mal au
buveur, Dubois payerait le prix de la consommation. La cabaretière, en femme pru-
dente, ayant refusé de livrer la quantité de
liqueur demandée, les deux parieurs se rendirent dans le cabaret de la femme Noutre,
qui, plus accommodante, fournit, sans aucune
observation, l'eau-de-vie demandée. Sterickler
but jusqu'à la dernière goutte; mais à peine
avait-il fini de boire qu'il tomba sans connaissance. Le soir même il succombait à une con-
gestion cérébrale. »

« Un ouvrier mécanicien, le nommé Théodore..., âgé de **23** ans, se trouvait avec plusieurs autres ouvriers dans un cabaret de la rue
de la Planchette; on en vint, comme cela
arrive malheureusement trop souvent entre
buveurs, à se proposer les paris les plus extra-
vagants. Théodore, s'adressant à l'un de ceux
qui lui tenaient tête, lui proposa de jouter à

qui traverserait le plus vite la rivière. Le pari fut accepté. On se rend sur la berge, entre le canal et le pont d'Austerlitz, où tous les buveurs accompagnent les parieurs pour être juges du pari. Nos deux fous se déshabillent et se mettent à l'eau ; mais, à peine arrivé au milieu de la rivière, un des deux se sent faiblir, c'était l'antagoniste de Théodore. Celui-ci s'en aperçoit, et, soit pour gagner plus sûrement son pari, soit pour lui jouer un tour, il s'élance sur son dos et lui fait faire un plongeon. L'assemblée éclate de rire ; mais bientôt l'effroi fait place à la joie, quand on ne voit plus reparaître le malheureux nageur. Toutes les recherches pour le trouver furent inutiles. Pendant ce temps, Théodore, qui ne se doutait pas du malheur qu'il venait de causer, arrivait au but en chantant victoire, quand il fut arrêté sous la prévention d'avoir voulu donner la mort à son adversaire, et conduit en prison, malgré les dénégations les plus formelles. »

Dans l'état d'ivresse, l'homme devient tellement brutal, qu'il se livre à des voies de fait graves envers sa femme, ses enfants et tout ceux qui l'entourent.

« Un certain cocher, nommé Bienvenu, qui passait toutes ses journées au cabaret, et chez lequel l'ivresse était arrivée à l'état chronique, ne rentrait chez lui que pour porter le trouble et le désordre dans son ménage. La manie de battre, développée par l'ivresse, était pour lui une sorte de besoin ; ainsi il frappait indistinctement tous ceux qu'il rencontrait chez lui, sans cause, sans motif, par suite d'un malheureux instinct de faire le mal. Un jour, sous le prétexte le plus frivole, il chercha querelle à sa femme, qui ne lui opposait que douceur et résignation ; et la belle-mère ayant essayé de calmer son gendre, Bienvenu feignit de s'apaiser et, s'approchant de sa femme comme pour l'embrasser, il lui comprima le cou d'une main et de l'autre lui tordit le bras avec une telle violence, que l'épaule fut démise. La victime perdit connaissance.

« Aux cris poussés par les témoins de cette scène atroce, des voisins accoururent ; mais, comme l'exaspération de Bienvenu était telle qu'on craignait qu'il ne se livrât à de nouveaux excès, on envoya chercher la garde, qui s'em para de ce furieux.

« Traduit devant le tribunal de police correctionnelle, Bienvenu fut condamné à quinze mois de prison, maximun de la peine, bien que sa femme eût cherché à atténuer ses torts. »

Pour terminer, nous allons encore vous citer trois exemples de ces scènes de violence qui prennent naissance dans les cabarets, et dont les suites entraînent quelquefois les peines les plus graves envers celui qui jusqu'alors avait mené une conduite régulière :

« Trois ouvriers maçons, ayant passé la journée dans un cabaret de Montrouge et s'y étant enivrés, eurent, au moment de payer l'écot, une discussion suivie de querelle très-vive, aucun ne voulant s'exécuter de bonne grâce. Ils décidèrent alors de payer le différend à coups de poing, et choisirent la chaussée du Maine pour lieu de combat, après être convenus que le vaincu payerait la plus forte

part de la consommation : c'était une espèce
de jugement de Dieu.

« Arrivés au lieu désigné, nos trois cham-
pions mirent habit bas et commencèrent à
s'allonger des coups de pied et de poing le
plus bravement du monde. Le combat ne fut
pas long, et bientôt un des trois adversaires,
le plus ivre, restait sur la place, meurtri de
contusions et avec une jambe fracturée en
deux endroits. Effrayés du triste résultat de
leur lutte, ses compagnons s'enfuirent, abandonnant le pauvre blessé à ses souffrances,
lequel fut conduit à l'hôpital Cochin, où son
état fut déclaré très-grave et où on jugea
l'amputation de la jambe nécessaire. »

« Deux ouvriers allemands, les nommés
Isaac et Strack, étaient attablés dans un cabaret
de la rue Guérin-Boisseau : Isaac un peu
échauffé par le vin, Strack dans une ivresse
presque complète. Un sentiment de rivalité qui
existait entre eux depuis longtemps amena une
discussion un peu vive sur le sujet ordinaire
de leurs querelles. Des paroles on ne
tarda pas à en venir aux coups, et une lutte

s'engagea, dans laquelle l'avantage resta à Strack.

« Les combattants ayant été séparés, Isaac partit et Strack demeura sur les lieux. Une demi-heure après on vit reparaître Isaac tenant ses deux mains dans les poches de son paletot. Il s'approcha de Strack, qui se tenait à la porte du cabaret, se soutenant à l'un des barreaux de la boutique, et, dégageant vivement une de ses mains, il porta à Strack une blessure tellement grave, que le malheureux succomba quelques jours après.

« Des témoins appelés aux débats rendirent un bon témoignage de la moralité, de la tempérance et de la douceur habituelles d'Isaac, qui, en raison de ses bons antécédents, ne fut condamné qu'à cinq ans de réclusion, le jury ayant écarté la préméditation. »

« Joseph Dusserre, caporal au 36ᵉ régiment de ligne, était libérable le 31 décembre 1854, et était, par conséquent, sur le point de retourner dans sa famille, quand, le 4 janvier 1855, s'étant livré, avec un autre caporal appartenant aussi à la classe de 1847,

à de nombreuses libations, il s'avisa, sous le
plus léger des costumes, de danser dans la
chambrée à une heure assez avancée de la soi-
rée. Les éclats de rire des soldats ayant motivé
l'intervention du sergent-major de la compa-
gnie, celui-ci voulut faire conduire les deux
caporaux à la salle de police.

« C'est alors que Dusserre s'oublia au point
de lancer un violent coup de poing, qui attei-
gnit l'œil du sergent-major. Le sous-officier
porta la main à sa joue et la retira teinte de
sang.

« Dusserre comparut le 7 février 1855
devant un conseil de guerre, qui le condamna
à la peine capitale, comme coupable de refus
formel d'obéissance et de voies de fait envers
un supérieur. »

Vous le voyez, messieurs, les maladies, les
accidents et même des condamnations à des
peines sévères sont souvent les conséquences
d'un moment d'égarement, de la perte mo-
mentanée de la raison.

Les jeunes gens sont très-disposés à se griser entre eux ; puis, lorsqu'un ami est par trop

ennuyeux, on le laisse, sans prendre garde que cet abandon peut lui coûter la vie.

Une patrouille du poste de la halle aux draps recueillit un jeune homme qu'elle avait trouvé, au milieu de la nuit, étendu ivre-mort, sur la chaussée. On vint me chercher : ce jeune homme était dans un tel état, que les soldats me disaient : « Il est bien mort, il n'y a rien à faire. » Cependant je parvins à le rappeler à la vie après beaucoup de soins. Lorsqu'il fut complétement remis, il nous dit que des amis l'avaient emmené dîner et qu'ils l'avaient fait boire outre mesure. Il se rappelait que ses amis lui avaient souvent dit qu'il était bien ennuyeux. Mais ces messieurs devaient au moins le conduire chez lui, chez eux ou au poste, et ne pas l'abandonner au milieu de la rue, où une voiture pouvait lui passer sur le corps. D'ailleurs, son état exigeait les soins du médecin.

Un père qui rentre souvent en état d'ivresse au milieu de sa famille, querelle et même bat sa femme et ses enfants. Il prononce devant eux des expressions obscènes qu'ils n'avaient peut-être point encore entendues, mais qu'ils retiendront certainement. Si ces malheureux enfants n'ont pas puisé dans une éducation morale et religieuse des principes qui les retiennent, ils deviendront comme leur père, paresseux, gourmands, ivrognes, criminels peut-être ! Y a-t-il, messieurs, quelque chose de plus désolant que de voir des enfants ainsi pervertis par l'exemple même de leur père? Il faudrait tracer en gros caractères dans la chambre de cet homme, cette pensée si vraie de Cicéron :

Le meilleur héritage qu'un père puisse laisser à ses enfants, c'est l'exemple de ses vertus et de ses belles actions.

L'ivrognerie est l'habitude de se mettre en état d'ivresse, la passion de boire très-souvent et beaucoup. L'ivresse est passagère, mais elle conduit à l'ivrognerie, passion horrible dont on a la plus grande difficulté à se guérir. Si on rencontre l'ivresse dans toutes les classes de la société, l'ivrognerie ne se trouve que dans les classes peu instruites, où les professions sont dures et pénibles : les garçons d'amphithéâtre, les tambours, les peintres en bâtiments, les brasseurs, les cochers, les maquignons, etc.

La femme qui sait mieux que l'homme mettre à profit les principes qu'elle a reçus dans son instruction religieuse, se livre bien moins que lui à ce vice honteux, et ce n'est guère que parmi les chiffonnières et les prostituées, qui vivent pour ainsi dire en dehors de la société, qu'on rencontre la passion des boissons alcooliques.

L'oisiveté, qui engendre tant de maux, conduit souvent à l'ivrognerie, parce qu'elle amène l'ennui et la tristesse qu'on cherche à chasser en buvant. Il en est de même de tout ce qui occasionne les dégoûts de la vie : ainsi les revers de fortune en sont une cause fréquente.

L'ivrognerie n'est pas un vice qui se développe tout d'un coup, ce n'est que peu à peu qu'on prend cette habitude. C'est donc un malheur plus grand qu'on pourrait le croire d'abord, que de se mettre en état d'ivresse,

puisque c'est la route qui conduit à l'ivrognerie. L'homme qui s'est mis une première fois
en cet état, honteux et chagrin d'avoir perdu
pour un instant la raison et l'intelligence, qui
ne lui ont été données par le Créateur que
pour les garder saines, ne devrait-il pas prendre immédiatement la résolution bien ferme
de ne plus retomber dans une pareille faute?
On pourrait le croire, et cependant c'est le contraire qui arrive ordinairement.

L'ivrogne fait bon marché de sa propre dignité d'homme en descendant au-dessous de
la brute; il abrége son existence et la rend
misérable par les nombreuses et graves maladies auxquelles il est sujet. Il corrompt et
épouvante la société par ses mauvais principes
et les crimes qu'il peut commettre en état
d'ivresse.

L'ivrognerie amène à sa suite une foule de
maladies de l'estomac et du cerveau, l'apoplexie, la démence, la folie, etc.

Un ivrogne est souvent frappé de mort
subite au milieu d'une orgie. Les plaies, de
quelque nature qu'elles soient, sont très-difficiles à guérir chez les ivrognes, et se rouvrent

souvent. La tempérance seule permet de les cicatriser.

Quoique l'ivrognerie soit l'une des passions les plus difficiles à déraciner, il ne faut souvent qu'un mouvement généreux, inspiré par quelque circonstance fortuite, pour en déterminer la guérison. Ce fut ainsi que le général Cambronne, qui, dans sa jeunesse, se livrait à cette passion funeste, parvint à la surmonter par un sentiment d'honneur et par la seule puissance de sa volonté.

Il servait, en 1793, dans un régiment en garnison à Nantes, lorsqu'un jour, s'étant enivré et s'abandonnant à la violence naturelle de son caractère, il s'oublia jusqu'à frapper publiquement un de ses supérieurs, le menaçant, en outre, de recommencer à la première occasion. Les lois militaires sont précises en pareil cas : il fut traduit devant un conseil de guerre, et son arrêt de mort fut prononcé.

Cependant le colonel, qui, dès cette époque, avait deviné que, sous une enveloppe un peu rude, Cambronne cachait toutes les qualités d'un bon militaire, trouva moyen de faire suspendre l'exécution du jugement, et obtint d'un représentant du peuple, en mission à Nantes, la promesse formelle de la grâce du coupable, à la condition qu'il s'engagerait à ne plus s'enivrer.

· L'ayant alors fait amener devant lui, il lui dit que s'il promettait d'être plus sobre à l'avenir, on pourrait peut-être faire commuer sa peine.

« Je ne le mérite pas, mon colonel, répondit Cambronne; ce que j'ai fait est abominable : on m'a condamné à mort, il n'y a rien de plus juste, et il faut que je meure.

— Je te répète que tu ne mourras pas, que tu auras ta grâce, si tu me jures de ne plus te griser.

— Comment voulez-vous que je vous jure cela, si je continue à boire du vin? J'aime mieux me brouiller tout à fait avec lui....

— Te sens-tu capable d'une telle résolution ?

— Oui, puisque vous êtes capable d'une si généreuse bonté. »

La chose étant ainsi convenue, Cambronne obtint sa grâce pleine et entière.

L'année suivante, le digne colonel quitta le

service et oublia le serment que lui avait fait Cambronne, qu'il ne revit que vingt-deux ans après, au mois d'avril 1815. A cette époque, l'intrépide général venait, comme on sait, d'accompagner Napoléon depuis Cannes jusqu'à Paris. Invité à dîner par son ancien colonel, qui avait appris son arrivée par les journaux, il se rend avec empressement à cette invitation. Après le potage, son hôte lui offre un verre de vin de Bordeaux qui avait vingt ans de bouteille :

« Ah ! mon colonel, s'écrie le général qui continuait à donner ce nom par amitié à son ancien chef, ce n'est pas bien ce que vous faites là...

— Comment ! ce n'est pas bien ? si j'en avais de meilleur, je vous l'offrirais.

— Du vin, à moi ! vous ne vous rappelez donc pas ce que je vous ai promis ?

— Non, en vérité. »

Cambronne alors rappela à son libérateur l'engagement qu'il avait pris à Nantes, en 1793. « Depuis ce jour, ajouta-t-il, je n'ai pas bu une goutte de vin ; c'était bien la moindre chose que je pusse faire pour l'homme qui m'avait sauvé la vie. Si je n'avais pas tenu mon serment, je me serais cru indigne de ce que vous avez fait pour moi (1). »

CONSEILS GÉNÉRAUX SUR L'ALIMENTATION, LA SOBRIÉTÉ ET LA TEMPÉRANCE.

Le besoin des aliments se fait sentir lorsque l'estomac en est privé depuis quelque temps ; des tiraillements produits par l'action du suc gastrique nous préviennent qu'il est nécessaire de manger. On appelle faim ce besoin qui peut être porté jusqu'à la douleur si on n'y satisfait pas, mais qui cesse aussitôt qu'on a pris des aliments.

Peut-on régler d'une manière absolue et pour tout le monde la quantité d'aliments que chacun doit prendre? Non, cela n'est pas possible. Le nombre des repas doit être subordonné à l'âge de l'individu et à sa faim. Certaines personnes se trouvent suffisamment

(1) Descuret, *Médecine des passions.*

nourries avec très-peu d'aliments; d'autres, au contraire, sont forcées de manger davantage; les enfants doivent faire plus de repas que les vieillards; les personnes qui font peu d'exercice ou qui ont une vie sédentaire n'ont pas besoin d'aliments aussi nourrissants que celles dont les efforts musculaires et la transpiration abondante occasionnent des pertes qu'il est urgent de réparer.

N'oubliez pas que le but de l'alimentation est de réparer ces pertes, par conséquent il faut que l'aliment soit digéré. A cet effet, mangez lentement, mâchez avec soin, buvez de temps en temps pendant le repas, et ne vous mettez point au travail immédiatement après.

Attendez toujours qu'un repas soit complétement digéré pour en recommencer un autre, si vous voulez éviter la fatigue de l'estomac et le malaise que l'on éprouve quand on surcharge cet organe.

Quand un ouvrier a bien travaillé, il sent qu'il a besoin de se reposer; eh bien! l'estomac est un des ouvriers de la vie organique auquel le repos est tout aussi nécessaire après le travail de la digestion. Cet organe saura bien vous prévenir, par la faim, du moment où d'autres aliments pourront lui être donnés, et si vous attendez ce moment, il exécutera convenablement ses fonctions.

L'estomac est irrité par une trop grande quantité d'aliments ou par des repas trop fréquents : il digère alors très-mal et peut devenir malade.

L'abstinence ou la privation d'aliments est, dans ce cas, le meilleur moyen de guérir cet organe. Les médecins recommandent la diète dans la plupart des maladies où il y a de la fièvre, parce que, l'estomac ne digérant plus qu'imparfaitement, les aliments augmentent la fièvre et la maladie en même temps que la faiblesse du malade.

Il est un préjugé, malheureusement très-enraciné dans les esprits, c'est qu'il faut soutenir les malades par la nourriture. Ce préjugé a causé et cause tous les jours la perte d'un grand nombre de malades. Le meilleur moyen pour donner de la force à ces malades, c'est d'affaiblir la maladie ; la diète est le remède le plus efficace à opposer au début d'une maladie légère. Un grand nombre de personnes ne prennent jamais le lit, parce qu'elles ont la sage précaution ou de ne manger que des aliments légers, ou de s'en abstenir complétement quand elles sont indisposées. Un repas très-nourrissant, comme cela est souvent conseillé quand on se sent mal à l'aise et sans appétit, peut transformer une indisposition légère en une grave maladie. Puisque dans cet état l'appétit manque, c'est une preuve que l'on ne doit pas manger.

L'homme en bonne santé peut faire usage de tous les aliments dont nous avons parlé, à la condition d'en manger modérément et de les varier assez pour que l'alimentation ne soit pas toujours exclusivement composée de viandes très-nourrissantes et par conséquent très-excitantes.

Il est de la plus grande importance que ces aliments ne soient point altérés ou gâtés, soit avant, soit après la préparation. Les mauvais aliments font périr ou incommodent un grand nombre de personnes, et si quelques individus privilégiés se portent bien malgré cette nourriture, il y a lieu de croire qu'ils seraient encore plus vigoureux s'ils prenaient de bons aliments.

La chair de certains animaux est quelquefo's mangée faisandée : c'est un commencement de décomposition : la cuisson peut réparer cette altération légère ; mais les aliments qu'on laisse gâter après la cuisson, viandes ou légumes, sont très-malsains et occasionnent souvent des maladies plus ou moins graves.

Il faut donc rejeter d'une manière absolue, de l'alimentation, les aliments altérés. Quelques personnes, ne voulant pas perdre des aliments préparés, les mangent malgré leur état d'altération. C'est une économie qui produit les résultats les plus fâcheux.

Le pain exposé dans un lieu trop frais ou quand il est peu cuit, se couvre de moisissures assez promptement ; alors il peut causer des maladies dangereuses.

Le pâté, composé de substances dont le mélange produit un aliment lourd et indigeste, s'altère très-facilement et très-vite, et alors il est une des causes les plus fréquentes d'indispositions souvent graves.

Les marchés de Paris et les marchands de comestibles sont surveillés chaque jour par des employés qui sont spécialement chargés de ce soin, et tous les aliments, légumes, viandes ou poissons, qui peuvent être, par leur altération, nuisibles à la santé publique, sont enlevés et détruits. J'ai vu bien souvent les employés de l'administration faire jeter, dans les voitures des boues de Paris, des paniers entiers de poissons gâtés par la chaleur.

Il y a des hommes qui ne peuvent jamais se soumettre aux arrêtés de l'autorité, même quand ces arrêtés ont pour objet, d'une manière évidente, d'être utiles à la santé.

Un ancien préfet de police cite dans ses Mémoires que des jambons altérés, qui avaient été, par son ordre, enlevés de chez un marchand de comestibles et jetés dans le bassin infect de Montfaucon, étaient repêchés pendant la nuit. On a été obligé de faire hacher ces jambons pour que désormais une pareille idée ne vînt plus à personne. Et cependant, messieurs, la viande ainsi altérée agit sur le corps de l'homme comme un véritable poison.

C'est à l'aide d'assaisonnements de toutes sortes qu'on masque le mauvais goût des aliments passés ou altérés, et alors on ajoute un autre inconvénient, celui de faire manger un aliment très-échauffant et très-excitant.

La nature donne à l'homme les aliments dans l'état le plus simple et le plus convenable ; et si ceux-ci n'étaient ni dénaturés par leur préparation culinaire, ni falsifiés, on serait beaucoup moins exposé à une infinité de maux. Il faut donc se rapprocher de la nature pour avoir un aliment sain et nutritif. Un morceau de bœuf cuit simplement, mais avec soin, devant le feu, conserve toutes ses qualités nutritives, et, de plus, il se digère parfaitement bien. Il n'est pas besoin de relever le rôti avec toutes sortes d'épices ; du sel suffit pour lui donner un goût parfait.

Toutes ces sauces, à l'aide desquelles on excite, on stimule notre appétit, sont lourdes, difficiles à digérer, et, si elles plaisent davantage au palais des gourmets, elles fatiguent et tourmentent leur estomac.

On dit qu'un bon cuisinier est le plus grand ennemi du genre humain ; cela est parfaitement vrai, et j'ajoute que là où se trouve le bon cuisinier on doit avoir souvent la visite du médecin.

Les mets les plus simples sont les meilleurs et les plus sains, les mets composés étant de difficile digestion.

« La simplicité des aliments et la tempé-
« rance sont, en effet, des sources abondantes
« de santé et de vie sans lesquelles on ne peut
« espérer la longue conservation ni de l'une
« ni de l'autre. L'intempérance, au contraire,
« ruine la santé, et, quand celle-ci est dé-
« truite, on n'est plus guère sensible à aucun
« plaisir (1). »

(1) Tourtelle.

IV

DE L'EXERCICE

De la marche. — Du saut. — De la danse. — Du chant. — De la natation. — De la lutte. — De la gymnastique et de ses bons résultats. — Du choix d'un état. — Du repos. — Du lit. — Repos du dimanche.

DE L'EXERCICE

Nous allons aujourd'hui vous entretenir de l'exercice. Peut-être trouverez-vous extraordinaire qu'on traite un pareil sujet devant des ouvriers qui travaillent toute la journée; je crois cependant avoir encore des choses intéressantes à vous dire dans ce nouveau chapitre.

L'homme n'est point, comme les plantes, destiné à vivre et à mourir dans le lieu même où il est né; il est pourvu d'organes qui lui permettent de marcher, de courir, de sauter, etc., suivant son désir. Les muscles, ces parties charnues qui recouvrent les os, sont les organes actifs du mouvement; ils jouissent de la propriété de se contracter, de se raccourcir sous l'influence de notre volonté, et, dans ces contractions et ces raccourcissements, ils entraînent l'un des os sur lesquels ils sont très-fortement fixés, et le font mouvoir. Le sang, contenu dans les artères et les veines qui traversent les muscles, circule avec plus de rapidité dans l'épaisseur de ces organes, où il dépose une quantité plus abondante de principes nutritifs, ce qui contribue à l'accroissement même des muscles et à l'élévation de la température.

Ainsi les contractions musculaires déterminent trois phénomènes importants :

1º Activité plus grande de la circulation du sang;

2º Accroissement du volume des muscles;

3º Production de calorique.

Le défaut d'exercice produit un effet tout opposé chez les personnes qui, par état, sont obligées de rester longtemps dans la même position, ou dans une immobilité presque complète, comme les tailleurs, les cordonniers, les tisserands, les ouvrières en dentelle, les couturières, etc. : la circulation se fait plus mal, la chaleur des membres ainsi repliés les uns sur les autres est moindre, le calorique ne se dégage pas avec autant d'énergie.

Nous avons dit en parlant de l'air qu'il était échauffé par les rayons du soleil ; mais le corps de l'homme a en outre une chaleur qui lui est propre, qui s'active, se renouvelle constamment, précisément par le mouvement ; et, quand ce mouvement est très-énergique, quand il est général, les battements du cœur s'accélèrent, la respiration devient plus fréquente, et l'air, en se mettant en contact avec le sang, détermine dans le poumon la formation d'une nouvelle quantité de calorique. Alors le sang, chauffé, poussé par l'impulsion vigoureuse et rapide de l'organe central de la circulation, va porter partout la chaleur et la vie, et donner au corps la force nécessaire pour résister à l'action du froid.

Les organes de l'homme, et surtout ceux du mouvement, sont construits avec une telle perfection, que, si l'on se livrait simplement aux mouvements naturels du corps, il serait inutile

de faire des leçons sur l'exercice pour démontrer la nécessité de ces mouvements et le danger d'un repos trop prolongé.

Voyez ce jeune enfant sur les genoux de sa
mère, comme il s'efforce de faire agir ses
jambes, ses bras, tout son corps, aussitôt
qu'il est débarrassé des langes qui l'emprison-
nent; c'est le besoin instinctif du mouvement
qui le fait ainsi s'agiter; il ne faut pas l'en
empêcher, car ces mouvements contribuent à
développer son corps.

Remarquez encore ces hommes qui portent
de lourds fardeaux sur les épaules, comme les
forts de la halle; examinez-les quand ils mar-
chent : quelles larges épaules, comme les
bras sont vigoureusement constitués! quels
développements ont pris tous les muscles de
ces parties! — C'est qu'ils sont exercés tous
les jours, c'est que tous les jours ils sont obligés de se contracter, de se resserrer, et par
conséquent de s'accroître. — Mettez à côté
d'un fort de la halle un homme du même âge,
qui ne se livre à aucun exercice énergique ou
qui passe la journée dans sa chambre, à
écrire; comparez ces deux hommes, et vous

pourrez remarquer une très-grande différence entre eux : chez l'un , les muscles sont durs et volumineux ; chez l'autre, ils sont minces et flasques. Vous devez bien comprendre que, s'il est nécessaire de recommander l'exercice au second, il faudra peut-être recommander le repos au premier, afin qu'il n'abuse pas d'efforts qui , trop souvent imposés à ses muscles, pourraient les fatiguer, les irriter.

Tous les jours vous rencontrez sur les places publiques des hommes qui, pour prouver leurs forces, portent sur leur dos ou à bras tendus des poids considérables : cela vous donne une idée de la vigueur des muscles. Cependant on peut, par des efforts trop violents, déterminer des accidents, amener des hémorrhagies, une déchirure des fibres musculaires, une rupture des cavités du cœur, briser ou fracturer un os. Il faut donc se garder de se livrer à des essais qui pourraient être pernicieux aux jeunes gens, et je vous engage surtout à éviter ces paris où quelquefois, en se laissant aller à un sentiment de vanité, on peut compromettre gravement sa santé.

Nous allons passer en revue les différents moyens d'exercice.

DE LA MARCHE.

Le premier, le plus simple de tous, est la marche.

Dans cet exercice, on fait agir principalement les membres inférieurs, le pied. la jambe, la cuisse ; mais ceux-ci ne sont pas seuls en mouvement : les membres supérieurs agissent aussi. En effet, si vous remarquez un homme marchant devant vous, vous verrez ses bras agités par un mouvement alternatif de va-et-vient : tantôt il avancera le bras droit en même temps que la cuisse gauche, tantôt le bras gauche en même temps que la cuisse droite. Il en résulte que, dans la marche, il y a un mouvement général auquel tous les muscles coopèrent, mais d'une manière très-modérée.

On peut se livrer à ce genre d'exercice dans tous les moments de la journée. La marche lente, modérée, convient très-bien après le repas, parce qu'elle appelle vers l'estomac une certaine chaleur qui facilite la digestion.

Si la marche a lieu sur un terrain uni, les secousses qui agitent les organes intérieurs sont tellement légères, qu'elles ne sont pas ressenties, tout en suffisant néanmoins au besoin du mouvement. Si, au contraire, la marche est exécutée sur un terrain mal pavé, raboteux, accidenté, les organes intérieurs éprouvent des secousses, des commotions, dont les muscles s'efforcent de prévenir instinctivement les effets trop vifs.

Vous savez que très-souvent, dans une marche modérée, si on fait un faux pas, on peut se donner une entorse, se luxer le pied ou se fracturer un des os de la jambe : je ne saurais donc trop recommander, quand on marche sur un terrain inégal et couvert de pierres, de prendre beaucoup de précautions, de poser le pied avec soin, afin d'éviter ces accidents.

DE LA COURSE.

La course est un moyen d'exercice qui ne convient pas à tout le monde. Cette marche précipitée, accélérant en même temps la respiration et la circulation, peut devenir fatigante pour les personnes qui ne sont pas habituées à courir, et dangereuse pour celles qui, étant prédisposées aux hémorrhagies, surtout aux hémorrhagies du poumon, peuvent, par suite de cette prédisposition, être prises d'un crachement de sang, soit pendant, soit après une course.

Les enfants, dont les muscles sont beaucoup plus souples que ceux des grandes personnes, courent sans fatigue, si on a eu soin de les y habituer de bonne heure : ce genre d'exercice leur convient même très-bien, en ce qu'il contribue à développer leur corps. On peut également, sans inconvénient pour sa santé, habituer l'homme à courir : c'est ainsi que, depuis quelques années, on exerce, dans certains corps de l'armée, les jeunes soldats au pas gymnastique, en les habituant à sauter d'un pied sur l'autre, sans changer de place, selon un mouvement cadencé, et en prononçant à haute voix : Une, deux! une deux ! Peu à peu, cet exercice rend les articulations plus souples et donne aux muscles du pied, de la jambe et de la cuisse la force et l'énergie nécessaires pour résister aux premières fatigues. Enfin, après qu'on les a ainsi exercés à sauter d'un pied sur l'autre pendant un certain temps, on commence à les faire marcher, puis courir au pas gymnastique.

Voici, quant à la rapidité de la marche, la différence qui existe entre le pas ordinaire et le pas gymnastique. — On a calculé que le soldat, en temps de route, fait environ cent pas par minute et peut ainsi arriver à faire quatre kilomètres dans une heure, c'est-à-dire une lieue de poste ; tandis que le militaire, au pas gymnastique, fait deux cents pas à la minute, et double par conséquent la vitesse du soldat en temps de route ordinaire.

Les militaires qui ont l'habitude de la marche supportent ordinairement bien les voyages à pied, et même ils leur sont salutaires. Vous savez que, malgré les chemins de fer, malgré tous les moyens de transport mis à la disposition du gouvernement, on fait cependant marcher les militaires; c'est certainement une bonne et sage mesure, car il faut habituer ces hommes à la fatigue, autrement ils ne pourraient supporter les exercices ni les entrées en campagne.

L'homme peut, d'ailleurs, sans nuire à sa santé, marcher pendant plusieurs heures de suite, et l'on a calculé qu'un piéton livré à lui-même et obligé de faire une longue route, pourrait, sans inconvénient, faire six kilomètres à l'heure et marcher ainsi pendant huit heures.

Il faut cependant prendre garde, car les marches forcées peuvent occasionner des maladies bien plus graves que celles qui surviennent quelquefois pendant la simple promenade sur un terrain raboteux. Le fait suivant en est un triste exemple.

Je me rappelle avoir vu, à l'hôpital maritime de Rochefort, un jeune soldat qui, parti de Bayonne pour rentrer dans ses foyers, avait doublé dès le moment de son départ toutes ses étapes. Il arriva à l'hôpital, se plaignant beaucoup d'une fatigue générale et en même temps de douleurs très-vives dans un pied, le pied gauche, s'il m'en souvient bien. Peu à peu, malgré le repos qu'il prit, malgré les moyens que le chirurgien en chef de l'hôpital opposa aux douleurs et au gonflement du pied, il se forma des abcès. Ces abcès déterminèrent la gangrène, et on fut obligé de faire l'amputation de la jambe; mais, après cette opération, la gangrène revint et cet homme mourut! De sorte que, pour avoir voulu trop se presser de revoir sa famille, ce malheureux jeune homme succomba avant d'avoir pu arriver jusqu'à elle.

DU SAUT.

Le saut est encore un très-bon exercice, mais qui présente des dangers si l'on ne s'y est habitué de bonne heure et par principes.

Celui qui a appris à sauter touche le sol doucement, sur la pointe du pied et avec une certaine souplesse, de manière à ce que les mouvements, se répartissant ainsi dans toutes les articulations du pied, ne produisent pas un choc trop violent sur les organes importants placés dans le tronc ou dans le crâne. — Il est bon de s'exercer à sauter et de faire faire cet exercice aux enfants, afin de les habituer à ne pas craindre le danger.

Lorsqu'on se trouve tout à coup obligé de sauter, et qu'on n'en a pas l'habitude, on tombe lourdement sur le sol, et il peut en résulter des accidents graves; on cite même des cas de mort instantanée survenue à la suite de chutes sur le talon, dans un saut rapide et élevé: mais, je le répète, quand on s'est de bonne heure livré à cet exercice, en même temps qu'il fait acquérir au corps plus de souplesse et de légèreté, il rend l'individu plus hardi et plus habile à se tirer d'embarras dans un cas difficile.

Il y a un genre de saut qui consiste à franchir un espace en prenant un point d'appui. Les bergers, qui conduisent leurs bestiaux dans de vastes plaines traversées par des ruisseaux ou des canaux, sont ordinairement munis d'une grande perche, d'un grand morceau de bois sur lequel ils s'appuient pour sauter d'un seul bond de l'autre côté du ruisseau ou du canal. Il arrive encore que, lorsqu'on veut passer par-dessus un mur, on pose les deux mains sur le mur, et, s'en servant comme d'un point d'appui, on se donne un élan et l'on saute de l'autre côté.

Tous ces exercices sont très-salutaires. Quand on franchit ainsi un canal ou qu'on saute par-dessus un mur, les membres inférieurs n'entrent pas seuls en mouvement, les membres supérieurs, qui tiennent fortement la perche pour ne pas glisser ou qui s'appuient sur le mur, imposent un effort considérable à tous les muscles de la poitrine et de la partie supérieure du corps. Ces contractions, fréquemment répétées, contribuent puissamment à donner de la vigueur à tous les muscles.

DE LA DANSE.

La danse plaît beaucoup à la jeunesse ; c'est un exercice qui n'est point nuisible et qui peut même rendre de véritables services pour la conservation de la santé et le développement du corps.

Malheureusement nous avons l'habitude de nous livrer à cet exercice dans les salons, où l'on est obligé d'avoir une grande quantité de lumières, et par conséquent où l'air doit être vicié. Vous comprenez déjà, vous qui savez ce qu'il y a dans cet air, que ce sont là des conditions très-mauvaises pour la santé.

Pour se livrer avec avantage à l'exercice de la danse, il faudrait avoir la tête relevée, la poitrine en avant, de l'espace autour de soi, afin que les mouvements des membres inférieurs, participant de la marche et du saut, puissent faire jouir le corps des bénéfices hygiéniques de ces deux genres d'exercice; mais dans cette foule qui encombre nos salons, le danseur, pressé à droite et à gauche, tourne simplement autour de sa danseuse, et se procure par conséquent un bien petit exercice : est-ce même un plaisir?

Je pourrais encore ajouter que les vêtements sont en général faits de telle façon, qu'ils compriment plusieurs parties du corps, et principalement celles qui devraient être très à l'aise. La mode veut que le corps soit serré à la base de la poitrine : en conséquence, si on se livre à une danse un peu vive ou prolongée, on a de la peine à respirer convenablement. Les hommes, serrés par leur cravate, emprisonnés dans leur pantalon et leur chaussure, sont gênés dans leurs mouvements.

Dans les bals publics, c'est bien pis encore. Je ne sais si vous avez vu ce qui se passe dans ces réunions; mais là ce ne sont plus des danses, ce n'est plus cet exercice gracieux qu'on peut recommander, et qui peut en effet contribuer à répandre un certain charme sur la vie des jeunes gens : c'est un sautillement perpétuel qui doit amener au bout de très-peu de temps une fatigue extrême. Souvent, en outre, on danse dans les salles où l'on trouve les plus mauvaises conditions hygié-niques : un air vicié, une chaleur étouffante, une poussière extraordinaire, et si vous ajou-tez à toutes ces influences pernicieuses celles qui sont occasionnées par toutes les odeurs qu'exhalent les cuisines et les tables autour desquelles une foule de gens viennent pren-dre leur repas, il vous sera facile de voir que le corps n'a aucune utilité à retirer d'un exercice semblable.

DU CHANT.

Le chant donne de l'étendue et de la sou-plesse à la voix ; cet exercice partiel aide au développement de la poitrine; c'est en outre un moyen d'entretenir la gaieté pendant le travail. Or, la satisfaction de l'esprit, ainsi que la gaieté du cœur, sont encore un des moyens favorables à la conservation de la santé.

DE LA NATATION.

La natation est un exercice extrêmement salubre : les mouvements et les efforts que l'on est obligé de faire pour se maintenir sur l'eau exercent presque tous les muscles du corps; la poitrine se dilate fortement pour permettre l'entrée d'une grande quantité d'air dans les fortes mais rares inspirations que l'on fait. Les muscles du dos, du cou, sont tendus pour maintenir la tête hors de l'eau; en même temps l'opposition de l'eau, qui frappe le corps comme une douche, le fortifie tout en le rafraîchissant.

Les bains de mer ont une action plus tonique, parce que l'eau salée est plus stimulante
que l'eau douce des rivières.

On ne doit pas se livrer à cet exercice avant
que la digestion soit complétement faite, et ce
conseil peut s'appliquer à tous les exercices
qui demandent une certaine activité.

DE LA LUTTE.

La lutte dégénère si souvent en rixes, qui
peuvent devenir fatales aux ouvriers, que je
ne puis vous recommander ce genre d'exercice.

GYMNASTIQUE.

La gymnastique est un exercice modéré et
réglé qui existe depuis les temps les plus re-

culés. Dans l'antiquité, on se livrait avec une grande ardeur à la gymnastique; on dre ssait les jeunes gens à devenir des hommes forts et robustes; on s'efforçait d'en faire des Hercules ou des hommes extrêmement habiles dans la lutte et le saut.

En France, on a beaucoup négligé ce moyen d'exercice, mais on y revient depuis quelques années. La gymnastique consiste à faire faire des mouvements réguliers, de manière à développer toutes les parties du corps ou certaines parties seulement : ainsi, on commence par les mouvements des membres supérieurs, que l'on dirige en avant, en haut, en arrière ; puis, peu à peu, à mesure qu'on a dressé les jeunes gens à exécuter ces mouvements, on les habitue à lever des poids de plus en plus lourds ; enfin on leur enseigne à sauter, à monter à cheval, à s'élever sur les membres supérieurs, en prenant avec les mains une traverse de bois attachée à des cordes, qu'on appelle un *trapèze*, ou à monter à des cordes, d'abord avec des nœuds, ensuite sans nœuds, à grimper à des mâts en s'élevant par la force des poignets, ou à marcher sur des corps arrondis et de moins en moins larges.

Par ces moyens combinés avec intelligence, on arrive à faire augmenter le volume et la vigueur des muscles ; on habitue le corps à avoir plus d'agilité, de souplesse, à savoir régulariser certains mouvements. Ainsi il est évident que celui qui a l'habitude de marcher sur un corps arrondi comme un mât, saura bien mieux, dans un moment de danger, se tirer d'affaire que celui qui ne s'est pas livré à cet exercice ; ce dernier aura moins d'agilité, de souplesse, moins de présence d'esprit. C'est pour cette raison qu'à Paris on enseigne aux pompiers tous les exercices de la gymnastique. Vous avez vu quelquefois dans les incendies ces jeunes militaires monter sur le toit des maisons, se tenir debout sur un mur qui ne tient plus à rien : or, si ces hommes n'avaient pas l'habitude de se trouver ainsi à une très-grande hauteur, et sur un espace très-peu large, ils courraient grand risque de tomber à la renverse, ce qui nous arriverait certaine-ment à nous autres.

La gymnastique convient aux personnes qui

sont trop longtemps assises, aux ouvriers qui, dans leur état, n'exercent qu'une partie du corps ; en faisant faire de la gymnastique aux autres parties, on parvient à régulariser tous les mouvements. — Lorsque des jeunes gens ont une tendance à avoir une épaule plus grosse que l'autre, en faisant exécuter des mouvements très-fréquents au membre le plus faible, on détermine une activité plus grande dans la circulation et la nutrition des muscles affaiblis, et on peut ainsi parvenir à empêcher ou à arrêter certaines déviations.

Tous les genres d'exercice dont je vous ai parlé tout à l'heure, la marche, la course, le saut, la danse, etc., peuvent suffire dans nos conditions sociales pour aider au développement du corps ; la gymnastique convient principalement à ces enfants de huit à quinze ans, qui sont pâles, qui ont les membres grêles. Chez eux la circulation se fait mal, le sang est appauvri ; si on leur fait faire un exercice convenable, soit par la course, soit par des moyens gymnastiques appropriés avec beaucoup de soin et de ménagement, si en même temps on donne à ces enfants une bonne nourriture , si on les expose aux rayons du soleil, on arrivera à développer leur corps, à rendre leur peau beaucoup plus colorée, leurs membres beaucoup plus forts.

On a remarqué que les habitants du Pérou, du Mexique et des Indes n'avaient jamais de difformités naturelles, et on a pensé que cela dépendait de l'action vive de la lumière sur leur peau. M. Londe, tout en reconnaissant les heureux effets de la lumière, ajoute « que la conformation régulière de ces peuples tient encore à une gymnastique naturelle qui n'admet point, comme chez les peuples civilisés, d'exercices exclusifs à certaines parties du corps ni d'attitude vicieuse. »

D'après ce que nous avons dit relativement à l'exercice, vous voyez que ce sont les alternatives de mouvement et de travail modérés qui sont le plus favorables à la santé ; c'est en suivant ces conseils que vous vous mettrez dans les conditions les meilleures pour exercer les diverses professions auxquelles vous vous livrez.

Je vous ai dit en commençant : — Le travail est une très-bonne chose quand il peut satisfaire au besoin du mouvement de tous les membres, de tous les muscles ; si le travail ne peut y satisfaire, il faut se livrer à l'exercice. Mais cet exercice, de même que le travail, ne doit pas être continué un temps assez long pour amener de la fatigue. — Je vous ai dit encore — que les muscles ont une grande énergie, que les hommes peuvent soulever des poids extrêmement lourds, mais qu'il faut prendre garde d'abuser de sa force. — J'ai vu souvent des jeunes gens, fléchissant tout à coup sous le poids de fardeaux trop lourds, éprouver des hémorrhagies nasales ou des hernies ; ce sont des accidents qu'il faut redouter.

Avant de terminer ce que j'avais à vous dire de l'exercice, je vais vous donner quelques conseils sur le choix de l'état que l'on doit faire prendre aux enfants dont la santé est délicate.

Que fait le père d'un enfant qui va entrer dans sa douzième ou quatorzième année? S'occupe-t-il de savoir quel est l'état qui sera le plus convenable à la santé de son fils ? Il n'y songe malheureusement presque jamais, l'enfant non plus. Il serait cependant bien utile que le père, avant de mettre son enfant en apprentissage, consultât son médecin, afin d'être éclairé sur les avantages ou les inconvénients des diverses professions. Précisément à cause de quelques dispositions maladives, les parents disent : « Nous ne pouvons donner à notre fils un état pénible; il faut lui éviter les fatigues, les courses, etc. » Alors on en fait un tailleur, un cordonnier; on le place dans un atelier où il aura peu d'exercice à faire, où il restera assis, livré à un simple mouvement des pieds et des mains.

Je suis convaincu, messieurs, que, sans le vouloir, on a agi tout à fait à l'opposé de ce qu'on aurait dû faire. Si au contraire on donnait à cet enfant une profession dans laquelle il pût exercer tout son corps, aller, venir, marcher, porter certains petits fardeaux, on verrait certainement son corps se développer peu à peu et sa santé s'améliorer. Si surtout on mettait ce jeune apprenti dans les conditions hygiéniques que je vous ai exposées, c'est-à-dire si on lui faisait respirer un air pur, si on lui donnait une nourriture simple, mais substantielle, si on lui mettait de la flanelle sur le corps pour éviter les transitions subites du chaud au froid, si on lui faisait faire de l'exercice, un peu de gymnastique, si enfin on le conduisait aux bains froids de manière, non-seulement à nettoyer le corps, mais encore à lui donner de la force par la natation, on pourrait, par tous ces moyens, le ramener à un bon état de santé.

Quand vous donnez à un enfant un état qui l'oblige à rester assis, il faut au moins lui faire faire de temps en temps une course ou de la gymnastique, afin de donner satisfaction au besoin du mouvement, et afin d'empêcher les mauvais effets sur la santé de cette situation constamment agenouillée ou assise; car vous savez maintenant quels sont les inconvénients de cette position vicieuse.

Après m'être efforcé de vous démontrer la nécessité de l'exercice pour aider au développement du corps, je vais vous entretenir d'un autre besoin dont l'importance n'est pas moins grande : ce besoin est celui du repos.

DU REPOS.

Le corps nous prévient ordinairement, par la sensation de la fatigue, que les forces s'épuisent, et, si nous continuons, cette fatigue, légère d'abord, deviendra plus forte, amènera de la courbature, et enfin des maladies. Il en résulte tout naturellement le besoin de s'arrêter, d'interrompre l'exercice. Quand on marche ou quand on court, on sent très-bien, au bout d'un certain temps, que l'on ne peut plus marcher, que l'on ne peut plus courir; de même, quand on travaille, il arrive un moment où l'on sent le besoin de se reposer.

Le repos est surtout nécessaire après le repas; ainsi, dans les ateliers, lorsque le travail est extrêmement pénible, fatigant, il est bon quand on a mangé de rester quelque temps à se reposer avant de se remettre à la besogne. Un exercice violent après le repas peut occasionner une perturbation dans le travail de la digestion.

M. Michel Lévy, médecin militaire et ancien médecin en chef de l'armée d'Orient, auteur d'un excellent ouvrage d'hygiène, cite un fait qui prouve l'utilité du repos après le repas : — En 1843, un garde municipal vint très-vite à la caserne des Célestins, où il mangea avec précipitation pour s'en retourner immédiatement à la Madeleine où il était de service ; et, comme il était très-pressé, il courut pour se rendre à son poste. Arrivé là, il fut pris de coliques, de douleurs dans le ventre, et ne put faire son service. Ramené à la caserne, on dut le porter le lendemain à l'hôpital, où il mourut... Voici ce qui s'était passé : les aliments introduits dans l'estomac avaient pénétré dans les intestins avant d'être élaborés, et le mouvement brusque avait produit un véritable nœud des intestins, maladie pour ainsi dire incurable.

Je vous cite cet exemple pour qu'il frappe votre imagination et qu'il reste gravé dans votre esprit, attendu qu'il n'est pas rare de voir des hommes faire une course, manger, et, immédiatement après le repas, se livrer de nouveau à un exercice fatigant.

Il ne faut point, pour se reposer, se coucher sur la terre humide, sur la pierre ; de même qu'il faut éviter la pluie lorsque le corps n'est pas assez vêtu. Je me rappelle avoir vu bon nombre d'ouvriers nous arriver dans les hôpitaux avec des maladies graves du poumon, qu'ils avaient contractées en se couchant sur une planche ou sur la terre pour dormir et se reposer, comme le font chaque jour les maçons et les terrassiers, après avoir travaillé. — Ainsi donc, quand vous venez de vous livrer à un exercice quelconque, que vous êtes en sueur, il faut vous couvrir le corps avant de vous reposer, éviter de vous coucher sur la terre ou sur des pierres, et ne pas vous exposer à recevoir la pluie.

Le repos est tellement un besoin naturel, que, dans l'état de santé le plus parfait, on éprouve chaque jour, à certaines heures, un engourdissement général et une sensation de picotement aux bords des paupières, qui ne tardent pas à se clore et à voiler les yeux. — Le sommeil est un besoin de repos que nous ressentons très-vivement et auquel nous avons beaucoup de peine à nous soustraire. C'est un repos général du corps et de l'esprit donné, pour ainsi dire forcément par le Créateur, pour réparer nos forces.

La nuit est le moment du sommeil et le jour l'instant du travail; la nature paraît elle-même s'endormir : le soleil disparaît sous l'horizon, il se couche; la lumière du jour diminue peu à peu; les animaux gagnent leur demeure; les oiseaux cherchent le lieu où ils pourront délasser leurs ailes. L'homme des champs, celui dont la vie est simple et si bien en harmonie avec la nature, va aussi chercher le repos.

Nous sommes donc conviés de toutes parts au sommeil; déjà nos mouvements deviennent plus difficiles, la pensée s'affaiblit, les yeux se ferment, et l'on s'endort.

L'homme des villes nuit à sa santé par la mauvaise habitude de ne se livrer au sommeil que fort avant dans la nuit; son repos est bien moins complet.

DU LIT.

Le lit est de tous nos meubles le plus utile, le plus indispensable et celui qui exige les plus grands soins. C'est l'asile de l'enfance et de l'âge des infirmités, c'est le lieu du repos de l'homme en santé et de l'homme malade. Nous y passons certainement plus de la moitié de notre vie. Il est facile de concevoir que, s'il se trouve dans de mauvaises conditions hygiéniques, nous en subirons les fâcheuses influences. Eh bien, dans l'étroite habitation de l'ouvrier, le lit est relégué souvent dans un coin obscur, où l'air ne se renouvelle pas et où il est en contact avec un mur humide. Ailleurs, il est emprisonné dans une alcôve ou enfermé sous des rideaux épais. Le lit reçoit tour à tour et souvent pêle-mêle les divers membres de la famille : le père, la mère, les enfants. Toute une génération malsaine et maladive y naît et y meurt. Chacun y apporte ses exhalaisons, sa sueur et ses impuretés de tout genre, qui souillent la plume et la laine, fermentent et se putréfient sous l'influence de la chaleur et de l'humidité.

Il en résulte des miasmes délétères, de véritables foyers d'infection : aussi, quand on pénètre dans certaines habitations, on est péniblement affecté par une odeur âcre et nauséabonde qui s'échappe principalement du lit. Comment la santé des malheureux qui restent exposés une partie du jour et la nuit entière à ces exhalaisons ne serait-elle pas altérée?

La première condition pour que le sommeil soit réparateur est de s'y livrer dans un lieu convenablement aéré. Il faut choisir la partie de l'habitation la plus saine pour y établir le lit, et ne rien négliger pour que les différents objets qui constituent la couche soient entretenus dans un grand état de propreté ; telles sont les premières conditions que l'hygiène indique.

La nature des diverses parties de la literie n'est pas indifférente. Il vaut mieux coucher sur un matelas de laine ou de crin que sur un lit de plumes. On forme à peu de frais un excellent lit avec un sommier élastique, sur lequel on étend un simple matelas.

Le renouvellement des draps doit se faire au moins une ou deux fois par mois, et plus fréquemment pour les personnes qui transpirent. Dès qu'on sort du lit, il faut le découvrir et le laisser exposé à l'air renouvelé avant de le couvrir de nouveau ; il faut aussi secouer et retourner les matelas et les couvertures, pour les débarrasser autant que possible des exhalaisons corporelles qu'ils ont reçues pendant la nuit. Les matelas doivent être battus souvent, et assainis une fois chaque année par le lavage de la toile et le cardage de la laine. C'est une petite dépense qui contribue au bien-être et à la santé, et qui peut éviter une dépense bien plus grande, en vous prévenant de la maladie et du chômage.

Pour le repos du corps et le libre accomplissement des fonctions de tous les organes pendant le sommeil, la position horizontale est la meilleure ; la tête seule doit être un peu élevée sur un traversin, qui serait nuisible s'il était trop chaud ou trop mou, comme le sont en général les oreillers de plume.

On se couche le plus ordinairement sur le côté droit ; nous vous engageons à ne pas prendre, à cet égard, d'habitude exclusive ; il n'y a aucun inconvénient à s'étendre sur le côté gauche, quand dès l'enfance on s'y est accoutumé.

Ne conservez dans le lit aucun vêtement, à l'exception d'une chemise et d'un bonnet léger. Ne mettez jamais la tête dans le lit où vous respireriez un air vicié ; ne vous accablez pas, sans nécessité, sous le poids de couvertures, et quittez votre lit aussitôt que vous y êtes resté un temps suffisant pour le sommeil et le repos.

Tels sont les simples conseils que je crois utiles de vous donner, sans entrer dans de minutieux détails.

DU REPOS DU DIMANCHE.

Le repos naturel, le sommeil, ne suffit pas pour conserver le santé ; il faut encore un repos du jour. Cette vérité a été dans tous les temps bien comprise ; les gouvernements et les différentes religions ont reconnu et sanctifié l'obligation d'un jour férié chaque semaine, jour consacré au repos du travail, à la prière et aux soins de la famille.

L'homme a besoin de sortir de temps en temps de sa vie de travail, et il n'est pas indifférent à la santé qu'il retrouve dans les douces émotions de la famille un délassement pour son corps et pour son esprit.

Le dimanche doit donc être employé à remplir ses devoirs religieux, à visiter ses parents et ses amis, et enfin à faire de bonnes promenades à la campagne ; en même temps qu'on réjouit ses sens par l'aspect de la nature, on renouvelle son sang en faisant abondamment pénétrer dans ses poumons un air vif et pur.

Ce jour de repos, que nous considérons comme extrêmement utile, est bien souvent transformé par un grand nombre d'ouvriers en une journée de fatigue mille fois plus pernicieuse à la santé que le travail de l'atelier ; car c'est chez le débitant de liquides fermentés et spiritueux que ces hommes vont passer une partie de cette journée, et quand ils en sortent, ils sont le plus souvent dans un état complet d'ivresse ! Après une nuit très-agitée, le travail du lendemain est mauvais ; dans les manufactures les accidents augmentent :
« L'état d'ébriété dans lequel se trouvent les
« ouvriers, après les libations des fêtes et
« dimanches, n'est pas non plus étranger à la
« manifestation des accidents, puisqu'il est
« constant que le lundi en produit plus du
« double que les autres jours de la se-
« maine (1). »

Cette débauche du dimanche où l'ouvrier

(1) Rapport du conseil de salubrité du département du Nord.

dépense l'argent gagné dans la semaine, use sa santé, et peut le conduire, s'il n'y met un frein, sur les bancs de la police correctionnelle, peut-être même devant la cour d'assises. Enfin, elle amène chez lui l'habitude de l'ivresse, c'est-à-dire l'ivrognerie et l'oisiveté, les deux vices les plus honteux de l'espèce humaine. La débauche et l'oisiveté sont sœurs; elles se donnent la main, elles font périr plus d'hommes, chaque année, que les plus pénibles épidémies.

« L'homme est né pour le travail; sa pre
« mière destination est de manger son pain à
« la sueur de son front; quand il est jeune,
« s'il est actif, laborieux, son corps prendra
« plus de solidité et de force, sa vie se prolon
« gera plus longtemps en santé, et s'il est
« économe, il trouvera plus tard, dans le pas
« sage de la gêne à l'aisance, une source in
« tarissable de joie et de bonheur. »

« Ce n'est pas parmi les gens oisifs et pa
« resseux qu'on trouve des exemples de lon
« gévité ; tous les hommes au contraire qui

« ont atteint un âge avancé avaient eu beau-
« coup de peines, de fatigues à supporter dans
« leur jeunesse : la plupart étaient soldats,
« matelots ou journaliers (1). »

(1) Hufland, *Art de prolonger la vie de l'homme.*

V

DE LA PROPRETÉ

De la peau et de ses fonctions. — Des effets de la vaccine.
— Effets des poussières sur la peau. — Des bains. —
Bains chauds, froids, de rivière. — Bains de mer. —
Entretien des cheveux et de la barbe. — Des vêtements. —
Chemises, bas, gilets de flanelle, caleçons, cravates, coif-
fure et chaussure. — Résumé pratique.

DE LA PROPRETÉ

L'homme ne connaît pas sans doute les bons résultats de la propreté sur sa santé, autrement il les apprécierait mieux, et on rencontrerait moins de gens aussi malpropres qu'on en voit communément.

La propreté a pour but de purifier la surface du corps de toutes les émanations sécrétées de l'intérieur, de la préserver de toute souillure extérieure et de la garantir de tout contact nuisible; c'est pour cela que le palefrenier étrille avec soin son cheval, que le berger fait baigner son chien. Comment ne comprennent-ils pas que ce qui est utile à ces animaux l'est au moins autant à l'homme?

Appelé depuis plusieurs années à assister au conseil de révision, pour mon arrondissement, j'ai vu que certains jeunes gens laissent leur corps dans un état de malpropreté tel qu'il est vraiment difficile de l'imaginer. Si ces jeunes gens ignorent que la propreté est un besoin qui importe à la santé, ils devraient au moins avoir assez de respect d'eux-mêmes, et assez de sentiment des convenances pour savoir qu'on ne se présente pas dans un tel état devant un conseil et devant des camarades.

On est en général assez disposé à critiquer les hommes qui prennent un certain soin de leur personne ; on ferait beaucoup mieux de les imiter et de suivre d'aussi bons exemples recommandés par l'hygiène. Je ne veux en aucune façon prendre la défense de ces jeunes gens amoureux de leur personne, s'occupant beaucoup trop de leur toilette ; je laisse de côté la coquetterie et la fatuité, deux défauts insupportables chez l'homme. Mais il y a loin de la sotte et ridicule occupation de ces hommes à celle qui consiste à accorder chaque jour le temps nécessaire pour main-

tenir le corps en un état convenable de propreté.

Lorsque j'entre chez un ouvrier malade, si
je trouve tout à sa place, si la chambre est
propre, si les habitants sont simplement mais
proprement habillés, s'ils sont polis, je suis
assuré d'avance que j'ai affaire à de bons ouvriers, honnêtes, laborieux, économes, qui
visitent plus souvent la caisse d'épargne que
le marchand de vin.

Si, au contraire, je trouve les meubles dé-
labrés, couverts de poussière, encombrés
d'une foule d'objets, des chaises brisées, un
homme avec un pantalon déchiré, une femme
avec les mains et la figure sales, une robe en
lambeaux, les cheveux mal peignés, un lit ressemblant à un grabat et qui n'est pas fait ; si
les enfants sont par terre, en guenilles et couverts de crasse, oh! alors j'éprouve un sentiment de défiance à l'égard de ces ouvriers, car
en général ce n'est pas de la misère, c'est du
vice, c'est de la paresse et de la malpropreté
déguisés sous le vain prétexte de manque de
temps. Il y a dans ce ménage d'aussi bonnes
journées que dans le premier, mais il y a

aussi des dépenses de plus ; on chôme souvent, on va chez le marchand de vin du coin ou à la barrière. Ne demandez pas qu'on vous montre un livret de caisse d'épargne, ne demandez pas non plus une plume et du papier pour écrire une ordonnance : il n'y a ni plume ni papier, il n'y a rien que malpropreté et paresse. Vous y verrez encore autre chose, vous y verrez les maladies qui viennent fréquemment visiter le ménage, « car la pro-
« preté, véritable vertu domestique, est une
« des plus indispensables conditions pour
« l'entretien de la santé; sans propreté les
« maladies de tout genre assiègent l'espèce
« humaine. On ne saurait trop louer le pre-
« mier législateur d'avoir exigé l'usage des
« bains de ses sectateurs (1). » Enfin, plus tard, il y aura la véritable misère qui viendra à son tour visiter ce ménage, parce que c'est la propreté qui conduit à l'ordre et à l'économie, et que sans ordre et sans économie il ne peut y avoir d'aisance.

Nous allons, pour vous faire mieux com-

(1) Rostan, *Cours élémentaire d'hygiène.*

prendre l'utilité de la propreté, passer en revue les différentes fonctions de la peau et étudier les effets des bains et des vêtements.

DE LA PEAU.

Le corps de l'homme et celui de tous les
animaux est recouvert d'une membrane qu'on
appelle la peau ; cette membrane, dont les
fonctions sont très-importantes, est pourvue
d'un grand nombre de nerfs qui se répandent et se terminent dans son tissu. Elle jouit
d'une excessive sensibilité, et c'est par elle
que nous éprouvons la sensation du chaud et
du froid. Sentinelle utile, mais bien souvent
victime, c'est elle qui reçoit le premier choc,
les premières blessures ; tout à la fois souple,
élastique et extensible, elle se moule sur tous
les organes qu'elle enveloppe en les protégeant.

La peau est formée de plusieurs mem-

branes superposées, et recouverte par l'épiderme, membrane mince, transparente, mais
s'épaississant et devenant très-dure sur les
parties du corps où la peau elle-même a
besoin d'être garantie, ainsi qu'on le voit aux
pieds et à la paume des mains, et partout où
il y a des frottements fréquents. L'épiderme
protége et défend la peau, comme la peau
protége et défend les organes qui sont placés
au-dessous d'elle ; il est lui-même aidé dans
ses moyens de protection par les poils qui,
nés dans l'épaisseur de la peau, apparaissent
à sa surface.

Chez certains animaux, les poils forment,
par leur abondance, un véritable vêtement
à la peau ; tandis que, dans l'espèce humaine,
le système pileux se montre clair-semé sur tout
le corps, excepté à la tête, sous les aisselles
et au bas-ventre.

Les fonctions de la peau ne se bornent pas
à ce que nous venons de dire. Percée d'un
nombre considérable de petites ouvertures,
elle donne passage à des liquides ou humeurs
dont la sortie est utile à la santé. Le corps de
l'homme est enveloppé d'une transpiration,

ordinairement invisible, parce qu'elle est à l'état de vapeur ; cette transpiration, emportée par l'air ou absorbée par les vêtements, devient visible lorsqu'elle est assez abondante pour constituer la sueur.

Vous autres, messieurs, vous savez comment la transpiration s'active : quand vous travaillez dans un atelier très-chauffé ou quand vous vous livrez à un exercice pénible, votre corps ruisselle de sueur, votre chemise et vos vêtements en sont trempés.

La transpiration de tous les instants dépure le sang, en entraînant au dehors des humeurs qui le vicient et l'altèrent ; par elle, le corps se débarrasse de substances qui troubleraient les fonctions. Il s'échappe encore continuellement des pores de la peau une sorte d'huile qui vient constamment graisser cette membrane et la rendre plus souple.

Ces diverses transpirations se font plus abondamment à certaines parties du corps, aux aisselles, aux aines, aux pieds, et chez certaines personnes elles prennent une odeur assez forte.

Les poussières qui se répandent dans l'air,

surtout dans les ateliers, venant s'appliquer
sur la peau, après avoir traversé les vêtements, se mêlent avec cette espèce d'huile
qui se trouve à la surface du corps, forment
un enduit, une couche plus ou moins épaisse.
Que fait cette couche qui adhérera de plus en
plus à la peau? Vous le comprenez tout de
suite, elle bouche cette multitude de petites
ouvertures dont la peau est percée, et apporte
nécessairement un obstacle au passage de la
transpiration.

Un savant médecin a donné récemment,
par une démonstration facile à saisir, la
preuve que l'intégrité des fonctions de la peau
était indispensable pour que la santé ne s'al-
térât point, et même que la vie ne fût pas
compromise gravement. Il a pris différents animaux, qu'il a dépouillés de leurs
poils ou de leurs plumes : dans cet état, il a
enduit leurs corps d'un vernis de gomme
arabique, dans le but de boucher les pores
de la peau et de s'opposer à l'exhalation de
la transpiration cutanée. Dès les premières
heures qui ont suivi la dessiccation de cet
enduit, chaque animal a donné des signes

d'un trouble notable dans ses fonctions, trouble qui s'est dissipé quand on a débarrassé le corps de la couche imperméable, et qui s'est au contraire aggravé au point de donner la mort aux animaux chez lesquels l'expérience a été poussée jusqu'à ses dernières limites.

Ces expériences vous prouvent qu'il faut prendre garde d'empêcher, par la malpropreté, la sortie facile de la transpiration.

Nous savons encore que les pores sont chargés d'absorber : eh bien ! si vous laissez séjourner sur le corps des poussières dangereuses, elles seront absorbées et porteront sur le sang leurs funestes effets ; de plus, en irritant la peau par leur présence, ces poussières amèneront des maladies cutanées toujours très-difficiles à guérir.

On lit dans tous les ouvrages de médecine : Les maladies de la peau sont surtout occasionnées par la malpropreté. Que faut-il faire pour prévenir ces maladies ? Messieurs, une chose bien simple : il faut se laver tous les jours toutes les parties du corps avec de l'eau, ou tout au moins prendre fréquemment des bains.

L'introduction dans la peau du venin de la vipère ou du virus de la rage suffit pour occasionner les désordres les plus funestes et même la mort.

Les substances vénéneuses employées dans certains ateliers sont également absorbées par la peau et déterminent des maladies. Si, dans les hôpitaux, en faisant une opération, ou dans les amphithéâtres de dissection, on vient à se piquer avec un instrument imprégné de matières en putréfaction, il arrive souvent que cette piqûre détermine des accidents graves et quelquefois la mort de l'opérateur; cependant la peau seule a été piquée.

DE LA VACCINE.

Vous avez une nouvelle preuve de ce que j'avance dans les effets du vaccin.

Voyons ce qui se passe lorsqu'on vaccine un enfant. On introduit une lancette dans un bouton contenant du vaccin, et on fait pénétrer cette lancette, chargée de vaccin, sous l'épiderme des deux bras de l'enfant. Au bout de quelques jours, on aperçoit un point rouge, ressemblant assez à une piqûre de puce : peu à peu, sur ce point, il se développe un bouton qui s'agrandit jusqu'au huitième jour, époque à laquelle on peut prendre du vaccin pour vacciner d'autres enfants. Le bouton s'ouvre alors, le liquide sort, se durcit, forme une croûte qui laisse voir à sa chute une cicatrice ineffaçable.

Quelques boutons suffisent pour garantir de la petite vérole, maladie qui a souvent régné épidémiquement, et qui alors faisait autant de ravages que le choléra en a fait de nos jours.

Pour que ces boutons amènent un tel résultat, évidemment il faut que le vaccin ait été absorbé et que son effet se produise sur tout le corps, bien qu'il n'ait été introduit que sur un point.

La découverte du vaccin, encore toute récente, puisqu'elle date du commencement de ce siècle, fut un grand bienfait pour l'humanité; mais, comme tout le monde n'est pas encore convaincu des bons résultats du vaccin, je vais insister sur son efficacité, afin de vous prévenir contre l'indifférence des uns et l'opposition des autres à l'égard de la vaccination.

Voici deux exemples qui se sont passés sous nos yeux :

1° Il y a quelques années, une jeune fille fut affectée d'une petite vérole légère dont elle guérit promptement ; dans les quinze jours qui suivirent, dix personnes de la même maison furent atteintes de cette maladie. Neuf avaient été vaccinées, elles n'eurent qu'une petite vérole volante très-bénigne ; la dixième, qui n'avait point été vaccinée, fut prise d'une variole à laquelle elle succomba le quatorzième jour.

2° Deux jeunes sœurs tombent malades : l'aînée est prise d'une petite vérole volante pour laquelle elle ne fut même pas obligée de prendre le lit, la sœur cadette eut une petite vérole extrêmement grave à laquelle elle a failli succomber. Elle vit, mais horriblement défigurée. — L'aînée de ces deux sœurs avait été vaccinée ; on avait oublié cette précaution pour la plus jeune.

Dans les campagnes, on se prête encore difficilement à la vaccination. « Le bon Dieu, disent les bonnes femmes, saura bien vacciner nos enfants ; d'ailleurs, la petite vérole purge, c'est une maladie qu'il ne faut point empê- cher ! » C'est là, messieurs, une erreur. En effet, la jeune fille dont je viens de vous par- ler, après avoir eu le corps complétement couvert de boutons de petite vérole, eut dans sa convalescence, qui fut longue et difficile, plusieurs abcès et une multitude de clous Est-ce que, si la petite vérole purgeait aussi bien que ces braves paysans le croient, la nature aurait eu besoin de déterminer chez cette enfant toutes ces suppurations ?

Il est arrivé à des personnes d'être affectées de la petite vérole, même après avoir été vac- cinées, et on n'a pas manqué d'inférer de là que la vaccine ne préservait pas de cette cruelle maladie. Ces quelques faits sont des exceptions, et dans ce cas, d'ailleurs, comme dans les exemples que je viens de vous citer, la variole est modifiée dans sa marche, atténuée dans ses effets par le vaccin. Ensuite, pour se croire vacciné, il ne suffit pas d'être allé à la vaccination, il faut porter sur soi des traces manifestes, les cicatrices du vaccin, qui prouvent que la vaccination a suivi sa marche régulière.

Depuis quelques années, on parle de faire une deuxième vaccination, dans la crainte que les effets de la première ne puissent durer pendant toute la vie. C'est une question à l'étude qui n'est même point encore résolue.

Cependant où serait l'inconvénient de se faire revacciner ? Cette petite opération est simple, et n'amène à sa suite aucune indisposition. Si le vaccin prend, vous devez être satisfait, car c'est une preuve que la première vaccination avait usé toutes ses forces et que vous étiez exposé à contracter la petite vérole. S'il ne prend pas, c'est-à-dire s'il ne survient pas de nouveaux boutons, c'est que vous êtes toujours sous l'influence préservatrice du premier vaccin, et ce doit être pour vous une garantie nouvelle. Il serait donc prudent et sage de se faire revacciner de dix-huit à vingt ans.

En ne faisant point vacciner leurs enfants, les parents assument une grande responsabilité : ils peuvent encourir plus tard des reproches mérités de leur part, car ils les exposent à une maladie grave, dont les suites, quand elles ne sont pas mortelles, sont toujours fâcheuses, puisque beaucoup d'enfants deviennent aveugles ou sont étrangement défigurés après en avoir été atteints.

Les facilités les plus grandes sont accordées aux parents pour faire vacciner leurs enfants. Dans les campagnes, un médecin vaccinateur va dans les villages porter le vaccin, en faisant à l'avance annoncer son arrivée. A Paris, tous les ans de nombreuses affiches vous apprennent qu'il y a une fois par semaine un jour déterminé pour les vaccinations dans chaque mairie, et l'Académie de médecine consacre deux jours par semaine à cette opération qui est faite par les médecins les plus capables et les plus habiles. De plus, une prime de trois francs est accordée à chaque mère dont l'enfant a été vacciné, si elle en fait la demande.

Ainsi, vous le voyez, le gouvernement vous

encourage, autant qu'il le peut, à vous faire vacciner ; il en fait ensuite une obligation en n'ouvrant les portes de ses écoles, colléges, institutions, que sur le vu d'un certificat constatant la vaccination.

J'ai vu souvent des mères se refuser à laisser prendre sur leurs enfants du vaccin pour faire jouir un autre enfant du même bénéfice : ceci est vraiment d'un égoïste impardonnable. On ne pourrait vacciner personne si les parents agissaient tous ainsi, et d'ailleurs, prendre un peu de vaccin n'entraîne aucun inconvénient ni pour le succès de l'opération, ni pour la santé de l'enfant.

J'espère vous avoir fait comprendre l'utilité de la vaccination ; je vais maintenant continuer à vous entretenir des fonctions de la peau.

DES BAINS.

Je vous l'ai dit bien souvent, l'hygiène est une science de bon sens ; or, faites-vous à vous-même le raisonnement suivant : Je connais les fonctions de la peau, je sais qu'il faut que la transpiration s'échappe continuellement au dehors ; je ferai donc tout ce que je pourrai pour éviter la formation d'une couche quelconque qui empêcherait cette fonction. Et pour vous qui travaillez dans le plomb, dans le mercure ou dans le cuivre, dites-vous aussi : J'éviterai l'application trop prolongée des poussières métalliques sur le corps, parce que je sais que par leur séjour à la surface de la peau, elles y seraient pour ainsi dire pompées, puis portées dans le sang, où elles détermineraient de graves maladies.

Les lotions, les lavages, les bains, ont donc pour premier effet de rendre à la peau la propreté qui lui est nécessaire pour l'accomplissement de ses différentes fonctions.

Après vous avoir démontré la nécessité des soins de propreté corporelle, je crois que vous n'apprendrez pas sans intérêt l'importance que, dans des temps bien éloignés de nous, on attachait à ces précieux moyens d'hygiène.

Moïse en a fait, pour les Juifs, une obligation religieuse, et le Coran impose aux sectateurs de Mahomet l'usage des ablutions plusieurs fois le jour. Le Turc se lave la barbe, la bouche, les mains avant et après chaque repas ; chaque mosquée, chaque village a son bain public. Mais l'usage de se baigner n'est pas seulement répandu dans les pays où l'ardeur du soleil doit faire rechercher avec avidité les moyens de tempérer la chaleur du corps : sous le climat rigoureux de la Russie, les habitants se baignent fréquemment.

A Rome, et dans les villes dont l'histoire nous a transmis le souvenir, les bains étaient tellement dans les habitudes de la vie, que l'on construisit pour cet usage les monuments les plus magnifiques. Un empereur romain avait dans son palais trois mille baignoires de marbre. Un autre empereur ordonnait qu'on élevât aussi vite que possible de nouveaux bains, afin de dissiper la tristesse et l'effroi que l'éruption du mont Vésuve, la destruction d'Herculanum et de Pompéi avaient répandus dans Rome. Où sont, de nos jours, les hommes qui trouveraient une distraction à leur douleur dans la construction plus ou moins élégante de bains, et qui accepteraient comme une grande faveur l'entrée gratuite dans ces monuments les jours de réjouissance publique? Il faut croire que les peuples avaient dans ce temps-là une plus grande prédilection pour le bain que de nos jours.

Des monuments du même genre furent élevés en France; le plus important peut-être est au milieu de nous : je veux parler du bain de Julien ou des Thermes, dont on voit à Paris les restes imposants. Des établissements plus simples et moins luxueux, sous le nom d'*étuves*, furent construits dans divers quartiers, et particulièrement dans deux rues auxquelles ils donnèrent leur nom. Chaque matin, au treizième siècle, des crieurs parcouraient les rues, avertissant les habitants que le bain était préparé. Mais, par des motifs que nous allons indiquer, l'usage des bains devint moins fréquent et diminua tellement, qu'au commencement du règne de Louis **XIV** on ne comptait plus à Paris qu'un petit nombre d'étuves, peu fréquentées et mal tenues. Cet abandon provenait de deux causes : la première, de l'invention de vêtements nouveaux et de l'usage du linge sur la peau, qui diminua en apparence la valeur hygiénique du bain; la seconde est toute de moralité : les étuves étaient devenues des lieux de débauche.

A la fin du siècle dernier, on construisit sur la Seine des bains qui ne tardèrent pas à servir de modèle à d'autres établissements du même genre, de sorte que le nombre des bains publics, qui n'était, en 1826, que de 78, était déjà de 128 en 1846. Une réduction notable dans le prix du bain s'est progressivement opérée, et l'on peut aujourd'hui se baigner à peu de frais dans des établissements tenus avec soin et où la décence est toujours respectée.

Mais les bienfaits de ce puissant moyen d'hygiène étaient trop évidents pour que l'administration publique, éclairée et sollicitée par les médecins, ne s'efforçât pas de le mettre à la portée des classes pauvres. Aussi nous applaudissons à la réalisation de ses vues humanitaires : bientôt, comme à Londres, où des associations bienfaisantes ont créé des établissements destinés à fournir des bains presque gratuits au peuple, nous en aurons à Paris au prix de 10 ou de 15 centimes.

Un fait, entre mille, vous prouvera l'utilité des bains publics dans les grandes villes. Il y a quelques années, une maladie épidémique décima la classe pauvre à Édimbourg et à Glascow. Les prisonniers de cette dernière ville, auxquels on prodigua, suivant la coutume établie, les soins de propreté corporelle, échappèrent tous à la contagion. Depuis lors, on comprit la nécessité d'établir des bains destinés au peuple d'Édimbourg.

La température la plus convenable pour le bain de propreté est celle où l'on éprouve une douce et agréable sensation qui n'est ni chaude ni froide. Si la chaleur du bain est trop élevée, la température du corps s'élève aussi, la circulation du sang devient trop active, trop rapide; la figure se colore, s'anime et se couvre de sueur, on éprouve de la tendance au sommeil, de la pesanteur de tête, une sorte d'oppression et de malaise vague, et, si l'on persiste à rester dans cette eau, on s'expose à des accidents sérieux.

Dans les bains tièdes, au contraire, un sentiment de bien-être et de calme invite à en prolonger la durée. Les membres, assouplis et reposés, semblent légers et agiles. Les fonctions de la circulation sanguine et de la respiration s'exécutent librement. L'eau que nos pores absorbent rafraîchit notre sang; notre épiderme se débarrasse des impuretés qui le salissent; les couches déjà privées de vie se ramollissent, se détachent et laissent la peau plus lisse et plus douce au toucher. Quelle sera la durée du bain? Une demi-heure suffit pour les soins de propreté. Un séjour plus prolongé peut être utile pour faire cesser la fatigue, après un exercice trop violent ou un travail pénible.

DU BAIN FROID.

Pendant l'été, l'usage des bains froids peut remplacer avec avantage, comme moyen d'hygiène, les bains tièdes dont il vient d'être question. Plus la température atmosphérique est élevée, plus ces bains sont agréables et salutaires, même pendant la canicule. Ceci demande une petite explication, car un vieux préjugé les interdit à cette époque. Lorsque le soleil, dans l'équinoxe d'été, échauffe le plus la terre, les sources se tarissent, l'eau baisse dans le lit des fleuves, des rivières, des étangs ; les limons du bord, les plantes et les débris d'animaux laissés à sec fermentent, se putréfient et exhalent des miasmes délétères qui peuvent déterminer des maladies et des fièvres intermittentes chez les personnes qui se baignent dans ces eaux. Mais quand les rivières, les fleuves ou les réservoirs ont un fond de sable ou de cailloux ; quand il ne se fait, ni sur les bords, ni dans le voisinage, aucun amas de vases putréfiables ; quand l'eau s'y trouve suffisamment renouvelée, elle reste saine et son action n'a rien de pernicieux. Cependant elle peut le devenir momentanément, à la suite des orages ou des crues subites qui ont troublé la limpidité du courant.

Vous comprenez déjà, messieurs, l'importance de choisir, pour le bain, l'eau la plus pure et la mieux renouvelée. A cet égard, celle des rivières, à fond plat et sablonneux, mérite la préférence. Celle des fontaines, des sources ou des torrents est en général trop froide.

La première impression que l'on éprouve ordinairement en se plongeant dans l'eau fraîche est celle d'un léger frissonnement qui, si on y entre sans hésitation, ne tarde pas à se dissiper pour faire place à une douce excitation de la peau, qui est due à ce que le sang y afflue plus abondamment. C'est ce qu'on nomme une réaction, qu'accompagne un sentiment de bien-être et de vigueur inaccoutumé. Mais, si l'on ne fait point d'exercice dans l'eau, si la durée du bain est trop longue, si sa température est trop basse, la chaleur de la peau se perd, les battements du cœur et la respiration se ralentissent, le frisson commence et peut amener des accidents. — Gardez-vous d'exposer votre tête aux ardeurs du soleil : les plus sérieux accidents pourraient être le résultat de cette imprudence. Les parties du corps qui restent à découvert, telles que les épaules, le cou, peuvent être facilement affectées d'érysipèles vulgairement appelés *coups de soleil*. — Quand on le peut, il faut se baigner dans un lieu abrité.

Avant de pénétrer dans l'eau, il est bon de se mouiller la tête et la partie supérieure du tronc.

La durée du bain doit être variable suivant diverses circonstances : les unes sont relatives à l'âge, à l'état de la santé, au tempérament, à l'habitude, au plus ou moins d'exercice musculaire que l'on exécute ; les autres dépendent de la température de l'eau ou de l'atmosphère. Quand le courant est rapide, il soustrait plus de calorique au corps du baigneur ; si celui-ci ne répare pas cette perte par des inspirations fréquentes et par la gymnastique, si sa constitution est faible, s'il n'a point, par un usage fréquent du bain, accoutumé ses organes à cet abaissement de la température, il ne tarde pas à se refroidir, à frissonner. On doit, dans toute circonstance, éviter de prolonger le bain jusqu'au moment où le refroidissement se manifeste. Cette précaution est surtout nécessaire pour les individus délicats, les enfants, les vieillards, les femmes, dont la sensibilité est extrême. Les personnes dont la santé présente un dérangement quelconque, habituel ou passager, ne doivent point, sans prendre conseil, faire usage des bains de rivière.

Dans les circonstances favorables de température de l'air et de l'eau, pour les hommes jeunes, bien portants et pouvant se livrer à quelque exercice gymnastique, tel que la natation, pendant le bain, il n'y a point d'inconvénient à ce que sa durée soit d'une heure. Nous conseillons cependant de les rendre moins longs et d'y venir plus fréquemment; leurs bons effets sur la peau, leur action fortifiante pour tous les organes, ne s'en feront que mieux sentir. Nous conseillons encore de se baigner à peu près deux fois par semaine en été.

Quelques précautions sont nécessaires avant, pendant et après les bains tièdes ou froids. Je vous indiquerai d'abord les premières.

Il est urgent, si l'on n'est pas à jeun, qu'il se soit écoulé trois heures au moins depuis le dernier repas; si l'on se mettait dans l'eau pendant que l'estomac est plein d'aliments, il arriverait très-probablement que la digestion serait troublée, et l'on éprouverait des malaises ou des accidents qui pourraient devenir mortels.

Il faut aussi éviter d'entrer dans le bain lorsque le corps est en sueur, ou lorsque au contraire on vient d'éprouver une sensation de froid trop vive. Il est prudent d'attendre que la température de notre corps ait repris ses conditions ordinaires.

Pendant un bain tiède, il est fort imprudent de céder au besoin du sommeil, qui parfois se fait sentir, et de s'endormir dans la baignoire. On compte un grand nombre de morts par submersion, qui n'ont pas d'autre cause.

On peut, sans inconvénient, prendre quelques aliments légers pendant qu'on est plongé dans l'eau ; la digestion s'en fait sans difficulté.

Il faut, dès qu'on sort de l'eau, s'essuyer promptement, en se frictionnant toute la surface du corps, principalement la tête, le cou, les épaules et la poitrine. L'usage du linge chaud est fort commode, parce qu'il absorbe plus promptement l'humidité, mais il n'est pas indispensable. Ce qui est bien plus nécessaire, c'est de ne pas se vêtir avant que la peau soit bien séchée, et d'éviter de s'exposer à des courants d'air froid.

Quand on vient de prendre un bain froid, il faut sécher sa chevelure avec soin, et si la température est chaude, si l'on peut s'abriter contre un ardent soleil, si le vent ne souffle pas, on peut, avec avantage, rester quelque temps avant de se vêtir. Ce bain d'air, auquel il serait bon de s'habituer dès l'enfance, raffermit la peau, et la rend moins impressionnable aux variations de température qui peuvent l'atteindre. Mais si l'air est vif, si le corps frissonne, il faut se hâter de le couvrir, le frictionner pour l'échauffer, prendre même, si l'on veut, une boisson légèrement excitante ou quelque aliment léger. La promenade à pas rapides ou tout autre moyen de mouvement actif, propre à ranimer la circulation, conviennent également.

BAINS DE MER.

Les bains de mer réunissent au plus haut degré tous les avantages des bains froids. Le mouvement des vagues, les sels dissous dans l'eau, l'air qu'on respire, tout concourt à donner à ces bains des propriétés fortifiantes. Leur durée doit être moindre que celle des bains de rivière. Dix à quinze minutes suffisent pour en obtenir les bons effets.

Je ne vous parlerai pas des bains de vapeur, qui doivent être réservés pour des cas de maladies, et dont par conséquent le médecin seul peut juger l'opportunité.

LOTIONS.

Les lotions pratiquées sur tous les points du corps pourraient suffire pour entretenir la peau dans un état convenable de propreté, de souplesse et de perméabilité; nous les regardons comme un moyen d'hygiène excellent, et nous désirerions vivement qu'on si habituât dès l'enfance. Nous les croyons surtout utiles aux ouvriers que leurs travaux exposent à des causes multipliées de malpropreté et à des changements brusques de température.

En quelques minutes, à l'aide d'une éponge imbibée d'eau fraîche ou légèrement tiède, on peut faire une ablution qui n'exige aucune dépense, et qui donne une sensation de bien-être, un sentiment de vigueur, un véritable plaisir, dès qu'on en a contracté la salutaire habitude. Mais combien ces soins sont méconnus ou négligés ! Combien de gens se bornent à se laver la figure et les mains ; combien même se négligent au point de réserver pour le dimanche cette toilette exceptionnelle ! Ceux qui comprennent le but de la propreté corporelle ne trouvent pas exagérée la recommandation de porter chaque jour l'éponge sur certaines parties du corps : les organes génitaux, les aisselles, les pieds. Les lotions quotidiennes peuvent être faites en toute saison et sans inconvénient avec de l'eau à la température de la chambre. Elles rendent les pieds moins sensibles au froid et s'opposent au durcissement de l'épiderme, qui constitue des cors ou des durillons.

Les bains de pieds, employés à titre de soins de propreté, doivent être de courte durée, et simplement tièdes ou frais. Nous conseillons d'en remplacer l'usage par des lotions fréquentes, telles que nous venons de les indiquer, et de réserver le bain pour le cas où l'on veut remédier à quelque indisposition, en appelant le sang vers les membres inférieurs.

DES SOINS A DONNER A LA CHEVELURE ET A LA BARBE.

Les cheveux et les poils forment une espèce de coussin qui défend et protége la peau. « Protecteurs naturels de la tête contre les « impressions extrêmes de l'atmosphère, dit

« M. Michel Lévy, les cheveux sont en même
« temps l'ornement le plus noble et le plus
« gracieux de la figure humaine. » Je n'entrerai point avec vous dans de longs détails
sur la composition du cheveu, sur ses diverses
couleurs, je veux seulement vous donner quelques conseils hygiéniques sur la chevelure et
sur la barbe.

Quelques personnes pensent que les cheveux doivent être coupés très-courts, afin de
les mieux conserver ; d'autres croient qu'il n'y
a aucun inconvénient à porter les cheveux
longs. Il ne faut pas avoir une chevelure tellement courte qu'elle ne soit plus protectrice
de la tête comme elle doit l'être, ni trop longue, parce qu'elle devient incommode et demande de trop grands soins de propreté. Les
cheveux ne doivent être coupés ni trop fréquemment, ni trop près de la racine. On
s'expose à tous les accidents du refroidissement et particulièrement aux rhumes en se
dégarnissant brusquement la tête, pendant
l'hiver ou à son approche.

Il faut avoir chaque jour la précaution de
se peigner, de se brosser, et même, pour

certaines personnes, de se laver la tête, afin d'enlever les pellicules, ainsi que les poussières qui pénètrent dans la chevelure, s'y arrêtent et irritent la peau. Sachez bien que la propreté de la tête conserve les cheveux beaucoup mieux que toutes les pommades.

Les femmes perdent moins leurs cheveux que les hommes, parce qu'elles les soignent davantage et qu'elles ont plus souvent la tête nue.

Toutes les fois qu'on a été obligé de garder un bonnet ou une coiffure quelconque sur la tête pendant un temps assez long, ou qu'on n'a pas pu avoir soin de ses cheveux, ainsi que cela arrive à la suite d'une longue maladie, ils sont mêlés et sont disposés à tomber; mais ils repoussent presque toujours après la guérison. Il suffit alors, pour les entretenir, de les soigner, de les graisser un peu ou de les nettoyer avec du son ou de la poudre d'amidon. Toutes les pommades tant prônées, du lion, du tigre, du chameau, sont des pommades qui agissent comme corps gras, mais qui n'ont pas d'action particulière sur la racine des cheveux.

Lorsque les cheveux tombent lentement, doucement, pendant l'état de santé, quoi qu'on fasse alors, ils ne repoussent pas. S'il y a une maladie du cheveu ou de la peau, et si on peut reconnaître cette maladie, il est quelquefois possible de conserver les cheveux en la guérissant. Il n'y a, du reste, aucun inconvénient à faire usage de la pommade faite avec de la moelle de bœuf et un peu de rhum ou d'eau-de-vie ; mais on ne doit pas trop compter sur l'effet de cette pommade.

Lorsqu'une personne perd de bonne heure ou dans un âge avancé une grande quantité de ses cheveux, lorsqu'elle a la partie supérieure de la tête dégarnie, si elle ne peut se découvrir sans risquer de s'enrhumer ou d'éprouver des éternuments, il vaut mieux pour elle mettre une perruque ou un toupet, que d'essayer de les faire pousser en se rasant souvent la tête ou en les frottant avec des pommades qui, si elles sont actives, finissent par amener des irritations de la peau, sans produire les effets promis.

Souvent les cheveux, au lieu de tomber, changent de couleur, et il y a des personnes qui, à un âge peu avancé, les voient devenir presque subitement gris, de blonds ou noirs qu'ils étaient. Beaucoup sont très-contrariées, très-affligées même du changement qui s'est fait en elles : alors ces personnes ont recours aux moyens vantés par des spéculateurs pour remédier à cet état de choses : eaux, pommades teignant les cheveux en toutes nuances, comme disent les annonces; on les met en usage et l'on ne songe pas que les rides sont venues en même temps que les cheveux blancs; que tout est en harmonie dans le visage, et que cette harmonie est détruite par la coloration artificielle des cheveux. Encore si l'emploi de ces spécifiques était sans inconvénient! mais il n'en est point ainsi, car le plus souvent ils occasionnent des maux de tête opiniâtres et des irritations de la peau.

Ce que je dis ici des cheveux s'applique également à la barbe. Sans doute, il est triste de voir la barbe et les cheveux grisonner, blanchir et nous avertir ainsi que nous déclinons, que la vieillesse approche; mais il faut savoir se résigner.

En résumé, lorsque les cheveux deviennent gris, il ne faut rien employer pour les ramener à leur couleur primitive : c'est le plus sage conseil que je puisse vous donner; en le suivant, vous éviterez les inconvénients dont je viens de parler, les maux de tête et les inflammations de la peau.

Je ne serais pas d'ailleurs entré dans ces détails sur les pommades et les teintures, si je ne m'étais aperçu qu'un certain nombre d'ouvriers se laissaient aller, eux aussi, à ce désir de se teindre les cheveux et la barbe.

La tête des enfants réclame des soins particuliers. Les cheveux, très-rares dans les premiers mois de la vie, n'ont besoin d'être ni peignés, ni brossés : il suffit de faire des lotions d'eau tiède, pour entretenir la propreté de la chevelure. Mais il faut avoir soin de bien essuyer la tête, afin de n'y pas laisser d'humidité. Plus tard, on brosse très-légèrement la tête avec une brosse très-douce de *chiendent*; s'il se forme des croûtes, on enlève celles qui se détachent d'elles-mêmes, et on graisse les autres avec du beurre frais ou de l'huile d'amande douce, afin de les faire tomber plus facilement. On ne doit jamais enlever ces croûtes avec violence, en frottant avec une brosse dure ou en les soulevant avec le peigne.

Des mères pensent que les croûtes qui se forment sur la tête de leurs enfants doivent rester et qu'il ne faut pas y toucher : c'est une erreur. La propreté est autant nécessaire, plus nécessaire même à la tête qu'à toutes les autres parties du corps. Ces croûtes empêchent la transpiration de la peau, nuisent à la pousse régulière des cheveux, entretiennent une irritation, amènent ce qu'on appelle vulgairement de la gourme et quelquefois de la suppuration qui, si on ne lui donne pas issue, creuse la peau, forme une petite plaie, détermine l'engorgement des glandes du cou et donne lieu enfin à toutes ces maladies du cuir chevelu si repoussantes et si tenaces.

La malpropreté de la tête engendre les poux, petits insectes qui pullulent avec une rapidité extraordinaire et qui occasionnent de très-vives démangeaisons. Les poux ne sont jamais nécessaires, comme beaucoup de personnes le pensent ; ils ne peuvent, au contraire, qu'être nuisibles, surtout quand les enfants ont mal à la tête, car, en y portant sans cesse les mains pour se gratter, ils déchirent la peau et aggravent le mal. Il faut débarrasser au plus tôt les enfants de ces insectes, et on en vient à bout en les peignant avec soin.

La barbe est, comme les cheveux, coupée selon la mode. Vous voyez dans les portraits anciens qu'à une certaine époque tout le monde portait la barbe. Il semble en effet bien naturel que, puisque nous sommes pourvus à la figure d'un système pileux très-prononcé, on doive le laisser croître là aussi bien que sur la tête.

Il y a certains peuples qui se rasent la tête et qui gardent la barbe dans toute sa longueur. Chez nous, depuis vingt-cinq ou trente ans, il est de mode de laisser croître la barbe, au grand chagrin de nos pères, qui n'aiment pas les barbes longues, eux qui sont toujours parfaitement rasés.

En laissant pousser la barbe on garantit évidemment la figure et le cou du contact de l'air froid et des chocs extérieurs; mais en se rasant on habitue la peau à ce contact, et l'habitude est une seconde nature.

Le plus grand inconvénient pour la santé, c'est de couper tout d'un coup une barbe depuis longtemps longue; la peau, brusquement dépourvue de cette sorte de vêtement, est plus impressionnable : aussi doit-on, quand on est décidé à couper une longue barbe, la diminuer petit à petit avant de se raser, afin de ne pas exposer immédiatement la peau de la figure au contact de l'air. Sans cette précaution, on peut très-facilement contracter des maux de gorge, des fluxions et des rhumes.

Quand on laisse croître sa barbe, il faut avoir soin de la tenir très-propre, de la laver, de la brosser plusieurs fois par jour, afin de n'y laisser séjourner aucun corps étranger. Si on néglige ces soins de propreté, la barbe prend, au bout de très-peu de temps, une odeur désagréable, la peau s'irrite, s'enflamme, et il en résulte des maladies de la peau fort longues à guérir.

Quand on se rase, on doit le faire de manière à ne pas déchirer la peau, et tâcher, autant que possible, de se raser le matin en sortant du lit : la peau est alors humide, chaude, souple.

C'est une mauvaise économie de se servir de savon à bon marché : ces savons sont très-alcalins et par conséquent ils irritent la peau. Avec quelques sous de plus on se procure un bon savon, très-onctueux, très-doux, qui atteindra mieux le but que l'on se propose.

Après s'être rasé, il faut se lotionner la figure avec de l'eau fraîche, en y ajoutant, si l'on veut, quelques gouttes d'eau de Cologne ou d'eau de lavande ; et si l'on éprouve une chaleur désagréable à la peau, il est bon de faire emploi de corps gras, tels que l'huile d'amande douce ou la pommade de concombre. Il vaut mieux se raser soi-même, quand on le peut, que de se faire raser. Chez le barbier, la même savonnette et le même rasoir servent à tout le monde, ce qui n'est pas toujours sans inconvénient.

DES VÊTEMENTS.

La peau n'étant pas chez l'homme, comme chez les autres animaux, couverte d'une couche épaisse formée par le système pileux, il est nécessaire de la couvrir de vêtements, afin de la préserver, soit des rayons du soleil, soit de l'action de l'air froid et humide, soit des poussières.

Si le corps est exposé nu à une température très-froide, l'air viendra bientôt le saisir ; la peau luttera quelque temps, mais, forcée de céder à une impression trop froide, trop énergique, elle rougira, se gonflera, la circulation du sang se fera mal, et il se formera des engelures. Si la peau continue à se refroidir, elle pourra être gangrenée. Vous savez que beaucoup de nos soldats, à leur retour de Moscou, dans cette terrible campagne de 1812, sont revenus avec les mains, les pieds, le nez ou les oreilles gelés. Ces parties ont été frappées par le froid avec d'autant plus de rapidité qu'elles sont plus éloignées du centre, et que la circulation s'y fait avec moins d'activité.

Il est donc de toute nécessité de préserver le corps de ces funestes effets, et par conséquent de lui donner un vêtement qui, tout en lui conservant sa chaleur naturelle, ait la propriété de le garantir en même temps du froid et de l'humidité.

Si, au contraire, la température est très-chaude, il faudra donner au corps un vêtement qui laisse facilement échapper au dehors la chaleur naturelle, et diminue par ce moyen les effets du calorique.

Ceci étant bien établi, nous allons passer en revue les différents tissus qui servent à faire les vêtements, en vous faisant observer que la propriété de recevoir ou de repousser la chaleur et le froid dépend non-seulement de la substance, mais encore de la couleur du vêtement.

La laine, la soie, le coton, le lin, le chanvre sont les substances généralement employées pour la confection des vêtements.

La laine a la propriété d'empêcher que la chaleur qui se forme constamment dans le corps de l'homme ne s'échappe à l'extérieur et ne soit emportée par l'air atmosphérique ; elle a en outre l'avantage de ne pas se laisser pénétrer facilement par l'humidité, et, une fois échauffée, de conserver longtemps sa chaleur. Par conséquent, en hiver, il est nécessaire de se couvrir de vêtements de laine : de plus, ces vêtements devront être, de préférence, de couleur foncée, parce que les tissus noirs ont la propriété d'absorber les rayons du soleil et conséquemment de les conserver, tandis que les tissus blancs réfléchissent, repoussent, pour me servir d'une expression que vous comprendrez mieux, les rayons du soleil, et ne se laissent pas facilement pénétrer par eux.

La soie est une substance qui, par l'élévation de son prix, n'est pas à la portée de tout le monde ; cependant, comme vous portez à peu près tous des gilets ou des cravates de soie, il n'est pas inutile de vous en dire ici quelques mots, et de vous faire connaître que la soie est un vêtement qui conserve bien la chaleur et absorbe difficilement l'humidité.

Vous savez que la soie est une substance animale filée par le ver à soie. Cet animal, originaire de la Chine et des Indes, a été introduit en Europe, au sixième siècle, par des moines persans qui rapportèrent de la Chine des œufs, cachés dans des bâtons creux, pour les offrir en présent à l'empereur de Constantinople. Peu à peu, on s'occupa de l'éducation du ver à soie; mais ce ne fut que sous le règne de Henri IV qu'on entreprit en France, d'une manière spéciale, la culture du mûrier dont cette chenille se nourrit.

Le coton, le lin, le chanvre sont des tissus qui, à des degrés différents, donnent facilement passage à la chaleur, qu'elle vienne de l'extérieur ou qu'elle vienne du corps; par conséquent, les vêtements faits avec ces substances conviennent principalement dans les temps chauds. Ils ont l'avantage d'être très-légers, et s'ils sont de couleur claire ou blanche, de repousser les rayons du soleil.

En résumé, les conditions essentielles de tout bon vêtement sont :

1° De conserver la chaleur naturelle du corps à un degré de température convenable ;

2° D'entretenir la peau dans un bon état de propreté ;

3° D'être suffisamment large et souple pour maintenir le corps sans le comprimer, de manière à n'apporter aucun obstacle à la circulation du sang, au développement de la poitrine. et à l'introduction de l'air dans les poumons, et enfin à ne gêner en aucune façon la liberté des mouvements.

On doit, en général, choisir un vêtement qui n'incommode ni par son poids ni par son épaisseur, et qui soit approprié à la saison, à la température du climat ; et, dans un climat variable comme le nôtre, il serait peut-être plus prudent de n'adopter que des vêtements de même tissu pour toutes les saisons, et d'être toujours vêtu chaudement ; car si un vêtement un peu épais a le désagrément, pendant une saison chaude, de faire éprouver quelquefois un peu trop de chaleur, il a l'avantage de mettre le corps en garde contre les effets nuisibles des changements brusques de température ; tandis qu'un vêtement léger nous expose à être incommodés, même pendant les chaleurs de l'été, par la fraîcheur des matinées et des soirées et par les vicissitudes de l'atmosphère. C'est pour cette raison que depuis longtemps on a supprimé dans l'armée l'usage du pantalon de toile blanche, pour ne conserver que le pantalon de laine.

Il faut toujours se tenir en garde contre les changements de saisons, ne pas se hâter de se découvrir avant que la température chaude soit bien établie, et ne pas se vêtir trop chaudement dès les premiers froids, afin de pouvoir plus facilement supporter les rigueurs de l'hiver.

Ces principes étant posés, nous allons nous occuper de quelques vêtements, et principalement de ceux qui sont en contact avec la peau.

La *chemise* est un vêtement bien précieux

pour la santé, qui absorbe toutes les sécrétions de la peau et maintient le corps dans un état de propreté convenable. On doit changer de chemise au moins tous les huit jours, et il est nécessaire en outre d'en avoir une pour la nuit et une pour le jour, afin que l'odeur et l'humidité du linge que l'on quitte puissent s'évaporer, au lieu de s'altérer par un contact trop prolongé avec la peau.

La chemise ne doit serrer ni le cou ni les poignets. Faite ordinairement de toile ou de coton, elle a l'inconvénient de se laisser facilement traverser par la transpiration, de se sécher et de se refroidir avec une grande rapidité. Il est donc prudent de ne pas conserver une chemise mouillée de sueur, et de ne pas s'exposer avec elle à un courant d'air froid, si on veut éviter certaines maladies graves, telles que maux de gorge, rhumes, etc.

C'est afin d'obvier au danger que je viens de vous signaler qu'on a pris l'habitude de porter sur la peau des *gilets de laine* ou de *flanelle*, lesquels ont l'avantage de permettre à ceux qui transpirent abondamment, ou qui se livrent à un travail pénible, à un exercice violent, d'aller au grand air sans être exposés à prendre du froid, parce que la flanelle, quoiqu'elle augmente la transpiration, maintient la peau chaude, tout en laissant passer la sueur à travers son tissu. Elle amène en outre sur toute la surface de la peau une petite irritation continuelle qui est très-salutaire à la santé. La flanelle convient principalement aux jeunes gens frêles et délicats et aux vieillards.

Les *bas* sont faits de laine, de coton, de fil. Les bas de laine sont nécessaires aux personnes qui transpirent beaucoup et à celles qui sont sujettes, dans les ateliers, à avoir les pieds dans l'eau. Les pieds et les jambes sont mieux protégés par les bas de laine que par ceux de coton, lesquels protégent mieux à leur tour que les bas de fil. Néanmoins, quand on se porte bien et qu'on n'est pas obligé, par état, d'avoir les pieds dans l'humidité, il est bon de s'habituer, dans sa jeunesse, à ne porter le plus longtemps possible que des bas de fil ou de coton, et de conserver les effets salutaires des bas de laine pour le temps où, par raison de santé, on aura besoin de s'en servir.

Le même conseil s'applique au gilet de flanelle, auquel il vaut mieux ne pas s'accoutumer trop tôt, attendu que, lorsqu'on a pris l'habitude de ce vêtement appliqué sur le corps, on ne peut plus le quitter sans danger pour la santé.

Les bas ne doivent pas être attachés trop fortement. Quelques personnes placent leurs jarretières au-dessous, d'autres au-dessus du genou : il est plus convenable de les mettre au-dessus du genou ; mais il faut avoir surtout la précaution que la jarretière soit suffisamment large et longue, pour maintenir le bas sans serrer la jambe, de manière à laisser libre le mouvement des articulations. Par ce moyen on évitera les maladies connues sous le nom de varices.

Le *caleçon* est un bon vêtement qu'on ne porte pas assez généralement, car il sert à entretenir la propreté du corps. Si l'on porte un pantalon pendant un certain temps, il se pénètre de poussière, et, malgré la précaution que l'on doit avoir de le brosser et de le battre souvent, il en conserve toujours une certaine quantité qui vient adhérer à la peau, la salit, et qui peut occasionner les inconvénients dont je vous ai parlé plus haut. Or, si vous mettez entre la peau et le pantalon un caleçon que vous pouvez laver et changer facilement, vous obvierez à tous ces inconvénients.

Le caleçon ne doit être serré ni aux jambes, ni à la ceinture, afin de ne pas nuire au jeu des articulations.

La *blouse* et le second pantalon que les ouvriers portent par dessus leurs vêtements sont légers et commodes, et ont l'avantage d'entretenir la propreté des effets qu'ils recouvrent, et de garantir du froid et de l'humidité.

Tous les vêtements dont nous venons de parler, chemise, bas, gilet de flanelle, caleçon, etc., doivent être renouvelés au moins une fois par semaine.

La *cravate*, qu'on ne porte que depuis peu de temps en France, n'est pas un vêtement bien nécessaire. Les habitants de la campagne, qui n'en portent généralement pas, sont moins sujets que nous aux maux de gorge. Mais nous avons tellement l'habitude de ce vêtement, que nous ne pouvons sortir sans cravate : il faut, en conséquence, prendre quelques précautions contre les inconvénients de cette partie de notre habillement, et avoir soin de ne pas ôter sa cravate lorsqu'on a très-chaud, de peur d'arrêter la transpiration; elle doit être en outre lâche autour du cou, souple, molle, afin de ne gêner aucun mouvement. Je vous engage à vous garder de l'usage des cravates de laine, qui en augmentant la chaleur du cou le rendent plus sensible à l'action du froid. On doit toujours avoir le cou libre et découvert pendant le sommeil.

La *coiffure* a pour but de protéger la tête contre les chocs des corps extérieurs et l'ardeur des rayons du soleil; elle doit être légère et ne jamais comprimer la tête, de façon à laisser la circulation libre et à n'occasionner aucune douleur.

Nous avons en France un chapeau très-incommode. Sa forme est commandée par la mode, maîtresse capricieuse et tyrannique des Français, qui, malgré leur esprit changeant, n'ont pu cependant encore inventer une coiffure plus convenable et plus propre à remplir les conditions exigées par l'hygiène.

Les chapeaux de paille ou de feutre blanc, à larges bords, remplissent mieux les conditions demandées, et sont préférables aux chapeaux que nous portons généralement.

La casquette est une coiffure commode qui n'offre que des avantages quand on a soin de la prendre légère, d'un tissu perméable à l'air, et munie d'une visière assez grande pour garantir les yeux et une partie de la figure des rayons du soleil.

La *chaussure* ne doit être ni trop serrée ni trop large, elle doit simplement maintenir le pied. En effet, si vous portez une chaussure qui serre beaucoup, vous aurez les pieds enfermés dans une prison très-dure, les doigts seront repoussés les uns vers les autres, et il résultera de cette constriction une gêne dans la marche, un gonflement douloureux dans le pied; cette pression de l'épiderme produira en même temps des cors et des durillons qui causent souvent des douleurs très-vives. Si, au contraire, votre chaussure est trop large, le mouvement continuel du pied dans la chaussure occasionnera également des cors par le frottement du cuir sur l'épiderme. On doit donc avoir une chaussure large du cou-de-pied et de la semelle, afin que le pied y soit à l'aise et puisse se mouvoir avec facilité tout en étant maintenu.

Il y a plusieurs sortes de chaussures : les souliers, les bottines, les bottes. Les bottines et les souliers surmontés d'une guêtre, comme on en porte maintenant, ont l'avantage d'offrir toute facilité pour la marche, de soutenir le pied, de le préserver du froid et de l'humidité, et d'être moins dispendieux que les bottes. Il faut se garder d'avoir des talons trop élevés, parce qu'ils exposent à des faux pas qui peuvent occasionner des entorses et des luxations.

Quand on a des cors aux pieds, il faut les ramollir par des bains, des lotions tièdes, et mettre autour du doigt un morceau de toile de diachylon. Lorsque le cor sera amolli, il sera facile de l'enlever en grattant avec l'ongle ou avec des ciseaux. Je vous conseille de ne point essayer de les couper avec un canif ou un rasoir, parce qu'on pénètre quelquefois trop avant, que le sang coule, et que, si on marche beaucoup après cette petite opération, il peut se former dans la plaie une inflammation assez grave. Ordinairement, lorsqu'on a enlevé le cor et qu'on a eu la précaution de répéter plusieurs fois la même opération, on parvient, sinon à le guérir complétement, du moins à faire disparaître la douleur.

RÉSUMÉ.

Les soins de propreté sont très-utiles à la santé : ils doivent s'étendre de la personne à tout ce qui l'entoure et à tout ce qui la touche.

Ils doivent en conséquence comprendre le corps, les vêtements, les aliments et l'habitation.

Pénétrez-vous bien de cette vérité, que ce n'est pas ce que l'homme gagne qui donne de l'aisance dans le ménage, c'est ce que la femme économise. Or, il n'y a pas d'économie sans ordre, point d'ordre sans propreté.

Il faut donc élever vos enfants dans l'habitude de la propreté, parce qu'elle conduit à l'amour de l'ordre, au respect de soi-même et des autres, à la régularité de la conduite et à la décence des mœurs.

Je ne sais, disait Henri IV, *comment on peut se dispenser d'honnêteté et de propreté, lorsqu'il ne faut qu'un coup de chapeau pour être honnête, un verre d'eau pour être propre.*

VI

BESOINS FACTICES.

Du tabac. — Du vin. — Du café.

BESOINS FACTICES.

L'homme, excité par ses passions, se crée des besoins qui ne sont pas naturels, mais artificiels, et il se met ainsi volontairement, lui, si jaloux de sa liberté, sous la dépendance de besoins factices qui ne contribuent ni à la conservation de sa santé, ni même à son bien-être.

Le tabac est une plante vénéneuse qui a le privilége d'entraîner l'homme dans de nouvelles habitudes qu'il lui est ensuite très-difficile de vaincre. Introduit pour la première fois dans le nez, le tabac en poudre provoque des éternuments qui prouvent que cette poudre a irrité la membrane qui tapisse les fosses nasales. La fumée du tabac incommode fortement toutes les personnes qui veulent essayer de fumer, et plusieurs éprouvent de grandes difficultés pour s'y habituer.

Ne semble-t-il pas que l'homme dût être rebuté par les indispositions de ces premières tentatives, et qu'il dût renoncer à son dessein?

Il n'en est rien cependant. Retenu par un sentiment de vanité mal placé, et voulant à toute force faire comme ses camarades, il finit par vaincre le malaise qu'il éprouvait d'abord, et arrive à pouvoir fumer sans en être indisposé; et cet homme, qui a lutté avec persévérance pendant un temps assez long contre les indigestions, les vomissements et les souffrances qui en sont la conséquence, pour parvenir à aspirer et à rejeter ensuite une fumée âcre et d'un goût fort désagréable, refusera un médicament qui peut le guérir lorsqu'il est malade, parce qu'il trouve ce médicament peu agréable à prendre.

Puisqu'on a tant de peine à s'habituer à fumer, nous devons en conclure que c'est une chose nuisible, et qu'il vaudrait mieux ne pas s'y accoutumer.

La pipe use les dents sur lesquelles elle re-
pose; la fumée du tabac les noircit et donne
à l'haleine du fumeur une odeur forte et mauvaise.

Les médecins attribuent le grand nombre
des maladies du cerveau et de la moelle épinière, que l'on remarque actuellement, à l'abus
du tabac. On doit donc en user modérément,
car il est impossible que la santé des fumeurs
ne soit pas, à la longue, altérée par la fumée
d'une plante qui, nous l'avons vu dans un pro-
cès récent, contient un poison énergique. J'ai
la conviction que le tabac nuit considérablement aux jeunes gens, et surtout à ces enfants
que nous voyons depuis quelque temps, dans
les rues de Paris, une pipe à la bouche.

Les ouvriers qui ont contracté l'habitude de
fumer le matin, disent que, pour eux, c'est un
tel besoin, que lorsqu'ils ne peuvent le satisfaire ils se sentent beaucoup moins aptes au
travail pendant toute la matinée; tandis que
ceux de leurs camarades qui n'ont pas pris cette
fâcheuse habitude se livrent à leur besogne
sans aucune préoccupation.

Un Alsacien, peintre en bâtiments, et qui

suivait nos cours il y a quelques années, m'a dit qu'il avait réduit sa dépense de tabac à 35 centimes par jour; n'est-ce pas vraiment une dépense beaucoup trop onéreuse pour un ouvrier, et ne vaudrait-il pas mieux l'affecter à la satisfaction de besoins plus utiles?

Le tabac en poudre introduit dans le nez en petite quantité et à des intervalles assez éloignés, peut convenir aux personnes sédentaires occupées de travaux intellectuels, et qui ont besoin d'exciter leur cerveau et de se maintenir éveillées; mais celles qui en prennent immodérément s'irritent fortement les narines et la gorge, et deviennent un objet de dégoût pour les personnes obligées de vivre près d'elles.

Les convenances et le respect que l'on doit à ses voisins nous défendent de priser à table.

L'habitude de prendre le matin, à jeûn, du vin blanc ou de l'eau-de-vie peut déterminer des maladies graves de l'estomac, parce que cet organe est irrité par ces boissons lorsqu'il est vide d'aliments.

Toutes les liqueurs spiritueuses abrégent la vie en engendrant des maladies de toute sorte, d'autant plus difficiles à guérir, que le corps, accoutumé à de forts stimulants, n'est plus susceptible de recevoir l'impression favorable des médicaments.

Je comprends qu'on ait le désir de priser, de fumer quelquefois ou de prendre un peu de café; mais je ne puis admettre que l'homme consente à laisser transformer ce désir en une passion qui le gouverne et lui commande.

VII

HYGIÈNE MORALE.

De l'instruction. — Des lectures. — De la promenade à la
campagne.

HYGIÈNE MORALE.

L'esprit, comme le corps, a besoin d'exercice et de travail; on ne doit donc point le laisser dans un repos inerte et indolent; le corps trouve d'ailleurs dans l'étude un délassement à ses fatigues, et des distractions qui sont remplies d'intérêt et de charme.

L'instruction se répand de plus en plus en France; un grand nombre d'ouvrages, alliant l'utilité et l'intérêt au plaisir, sont mis à la disposition de tout le monde, et j'ai le plus grand espoir qu'il viendra un moment où les sciences instructives et agréables seront cultivées par tous, non dans un but de s'élever au-dessus de son semblable, mais par goût et par besoin : alors l'ouvrier, dans ses courts moments de repos, lira tout'haut pour lui, pour sa femme et pour ses enfants; l'enfant lira pendant le travail du père et de la mère, et ces lectures seront puisées dans des ouvrages bien choisis. Quels livres plus curieux, plus intéressants entre autres que ceux qui feront connaître les mœurs, les instincts, la vie des animaux, cette vie si instructive et surtout si riche en leçons salutaires ! Pendant de longues heures, on en parlera, et cela avec calme, avec tranquillité, sans passion, sans envie; cette lecture ne laissera dans l'esprit ni chagrin, ni tourment; le sommeil n'en sera ni agité, ni troublé.

Les romans, dont on nous accable, fatiguent le corps et l'esprit en faisant passer devant nos yeux les aventures les plus bizarres ou les plus terribles, et en laissant nos esprits suspendus et impatients de connaître la fin. Toutes ces histoires inventées par le cerveau des hommes, et qui n'ont rien de réel ni même souvent rien de vraisemblable, que laissent-elles après elles dans le cœur et dans l'esprit? rien !

Si ces hommes, à qui Dieu a donné une belle intelligence, voulaient bien consacrer un peu de temps à nous faire des ouvrages où ils nous montreraient agréablement le chemin de la morale et de la vertu, quels services ils rendraient à l'humanité ! car, messieurs, les mauvaises lectures sont à l'esprit de l'homme ce qu'un air altéré ou des aliments falsifiés sont à la vie animale : les uns corrompent le sang et troublent la santé, les autres troublent l'esprit et corrompent le cœur.

Je vous ai conseillé les promenades à la campagne, pendant vos jours de repos; profitez de ce conseil pour donner à votre cerveau en même temps qu'à votre corps un exercice salutaire; examinez avec attention les plantes qui vous entourent : les unes contribuent à votre alimentation, les autres aideront à votre guérison quand vous serez malades; celles-ci vous seront encore utiles, car elles servent de nourriture aux animaux dont vous mangez la chair.

Tous ces animaux eux-mêmes que vous apercevez vous offrent aussi un vaste sujet d'études agréables et fructueuses.

« Avez-vous quelquefois remarqué dans
« nos campagnes une vache s'en allant çà et
« là brouter l'herbe des champs, humble,
« tranquille, soumise à la voix d'une femme
« ou d'un enfant? Déjà, le matin, avant de
« sortir de l'étable, elle avait donné une grande
« quantité de son lait. Quand elle aura mangé
« une herbe âcre et amère qui ne pourrait
« être employée à notre alimentation, elle re-
« viendra le soir vers la maison du laboureur
« pour lui apporter de nouveaux trésors et
« fournir à son approvisionnement de lait, de
« beurre et de fromage; chaque année, elle
« ajoutera à ses dons la chair de sa génisse;
« enfin, après sa mort, la vache continuera
« encore d'être utile à l'homme, car il en em-
« ploiera pour son usage la chair, la peau, les
« cornes et même les os (1). » Voyez, messieurs, que de biens l'homme aura puisés dans
les produits de ce précieux animal!...

Au retour de vos promenades, émus des
douces jouissances que vous aura causées
le spectacle de la nature, vous ouvrirez avec

1) *Merveilles de la Providence.*

plus de plaisir les livres qui retracent l'histoire
de tout ce qui vit et de tout ce qui existe. Je
vous conseille de lire alors avec soin comment
la plupart des animaux savent veiller à leur
propre conservation, soit en se construisant
des demeures qui exigent souvent des opérations très-compliquées, soit en s'approvi-
sionnant à l'avance des aliments dont ils auront
besoin pendant la disette. Vous verrez, par
exemple, que les écureuils de nos bois, ces
petits animaux si gracieux et si lestes, amas-
sent pendant l'été des provisions d'amandes,
de noisettes et de glands, et qu'ils savent très-
bien retrouver leur petit magasin quand l'hiver
est venu. Vous y trouverez encore un petit
animal qui ressemble beaucoup à nos lapins et
qui habite la Sibérie, le « *lagomis pica* : il est
« doué d'un instinct bien plus remarquable, car
« non-seulement il cueille, en automne,
« l'herbe dont il aura besoin pour se nourrir
« durant le long hiver de ce pays inhospitalier,
« mais il fait du foin, exactement comme le
« font nos fermiers. Ayant coupé les herbes
« les plus vigoureuses et les plus succulentes
« de la prairie, il les étale pour les faire sécher

« au soleil, et, cette opération terminée, il les
« rassemble en meules, et a le soin de placer
« celles-ci à l'abri de la pluie et de la neige, et
« de creuser, au-dessous de chacun de ses ma-
« gasins, une galerie souterraine aboutissant à
« sa demeure et disposée de façon à lui per-
« mettre de visiter en tout temps son dépôt de
« provisions (1). »

Lisez et méditez, jeunes gens, et surtout imitez cet exemple ; pensez de bonne heure à récolter et à économiser pour la vieillesse qui est votre hiver ; vous aurez ainsi contribué à maintenir votre corps en état de santé, en vous assurant à l'avance l'aisance et la tranquillité d'esprit.

Ah ! messieurs, quels sujets de méditations nous trouvons dans la nature, que de pensées honnêtes, utiles et fécondes ! Si, au lieu de nous laisser entraîner par les rêveries de cerveaux malades, nous nous plaisions à réfléchir sur les œuvres merveilleuses du Créateur ; si nous lisions plus souvent dans ce grand livre toujours ouvert devant nos yeux, et dans

(1) *Cours d'histoire naturelle*, par M. Milne-Edwards.

lequel tout le monde sait lire, nous sentirions notre intelligence s'élever, notre cœur s'agrandir, devenir meilleur et plus compatissant, et au lieu de se plaindre de sa triste position sur la terre, l'homme se trouverait heureux et fier en reconnaissant que tout ce qui l'entoure a été créé pour lui.

VIII

DANGERS DU LIBERTINAGE.

DANGERS DU LIBERTINAGE.

Il y a au fond du cœur d'un jeune homme qui va passer de l'état d'adolescence à celui d'homme fait, des sentiments qu'il ne sait pas définir, des désirs vagues qu'il ne comprend pas, et qu'il faut contenir jusqu'à une certaine époque, car ils ont pour but de jeter les fondements d'une génération nouvelle en unissant l'un à l'autre, par des liens indissolubles, deux cœurs de sexe différent.

Le mariage est un besoin naturel; la religion et les gouvernements, en le reconnaissant et en le protégeant, en ont fait un des actes les plus solennels de la vie de l'homme.

Mais, entraîné par les mauvais exemples, le jeune homme n'attend pas toujours le mariage pour abandonner aux plaisirs dangereux de l'amour un corps qui, n'étant point encore complétement formé, en subira de profondes secousses et de très-vives atteintes.

De plus, excité par de détestables conseils ou par des lectures frivoles ou des images voluptueuses et lascives, il apprendra à abuser de lui-même bien avant l'âge de la puberté.

Ce corps qui s'accroît et auquel il manque souvent un air pur et une nourriture suffisante, qui se fatigue peut-être déjà par un travail excessif pour son âge, perdra dans ces excitations précoces la santé et l'énergie ; il cessera de croître et de se développer, et enfin il épuisera et dissipera dans cet ébranlement nerveux les forces que la nature destinait à la reproduction d'un nouvel être.

Ah ! messieurs ! ils sont bien coupables ces hommes qui, dans les ateliers, conduisent des malheureux jeunes gens dans cette voie, où ils échangent le calme et l'intégrité des fonctions contre les maladies, l'affaiblissement et souvent la mort !

M. Flourens, le savant secrétaire perpétuel de l'Académie des sciences, dit, dans un ouvrage (1) qui a obtenu un très-grand et très-légitime succès : « Avec nos mœurs, nos « passions, nos misères, l'homme ne meurt « pas, il se tue. »

Les maladies contagieuses contractées dans les plaisirs impurs auront une action d'autant plus funeste qu'elles produiront leurs effets sur un homme plus jeune, plus délicat, et elles laisseront dans le corps des traces profondes dont on pourra suivre les tristes conséquences jusque sur les enfants ; tenez pour certain que l'extrême faiblesse de la plupart des enfants naissant dans les grandes villes, est bien plutôt due aux antécédents déplorables des parents qu'à leur misère.

« Les maladies qui ruinent le plus la santé « et la vie de l'homme sont occasionnées par « la gourmandise ou l'ivresse, ou par l'abus « des jouissances de l'amour (2). »

La meilleure garantie contre ce vice hon-

(1) *De la Longévité humaine.*
(2) Virey, *Hygiène philosophique.*

teux, c'est le mariage, lorsqu'on le **contracte** dans les conditions qui peuvent assurer le bonheur domestique.

Le libertinage fait chaque année plus de victimes parmi les jeunes gens que la plus cruelle épidémie, et lorsque ces jeunes gens ne succombent pas aux suites de leur mauvaise conduite, ils traînent une existence malheureuse jusqu'à la fin de leurs jours ; car *c'est la jeunesse intempérante et licencieuse qui livre à la vieillesse un corps usé* (1).

(1) Cicéron.

IX

CONCLUSION

CONCLUSION.

L'homme chérit l'existence, il redoute la mort; mais il ne se tient pas assez en garde contre la maladie, et cependant c'est la maladie qui mène à la perte de la vie, ou qui rend l'existence triste et malheureuse.

Conserver la santé du corps et de l'esprit est certainement un des plus grands biens, car la santé est un capital plus précieux que la richesse; il faut veiller sur ce trésor avec

18.

la même sollicitude que l'avare met à garder le sien.

L'hygiène nous apprend que, pour conserver sa santé et pour prévenir la maladie, il faut :

1° Régler ses besoins naturels dans de justes mesures ;

2° Dompter ses mauvaises passions et préférer le travail aux plaisirs, la sobriété aux débauches.

L'hygiène, ainsi comprise et appliquée, donne au corps la force et la santé, et conduit l'homme à l'aisance et au bonheur.

L'hygiène, en enseignant à l'homme les moyens de conserver sa santé, lui fait comprendre qu'il a des devoirs envers sa personne ; puis, mieux pénétré des règles utiles de cette science, cet homme remplit les mêmes devoirs envers sa famille ; il se préoccupe de la santé de ses parents, de ses amis, et il arrive à remplir un autre devoir de l'homme, celui d'aimer son semblable.

Aimez-vous les uns les autres ! Sublimes paroles que l'homme devrait sans cesse méditer.

Et quand il les aura mises en pratique, ces paroles, en descendant dans son cœur, tout naturellement, instinctivement, il arrivera à comprendre, à aimer, à remercier le Créateur de toutes choses, et, par la connaissance même de l'hygiène, il sera porté à accomplir sans efforts, et avec amour, les devoirs les plus sacrés de l'homme :

DEVOIRS ENVERS LUI-MÊME,
DEVOIRS ENVERS SON SEMBLABLE,
DEVOIRS ENVERS DIEU.

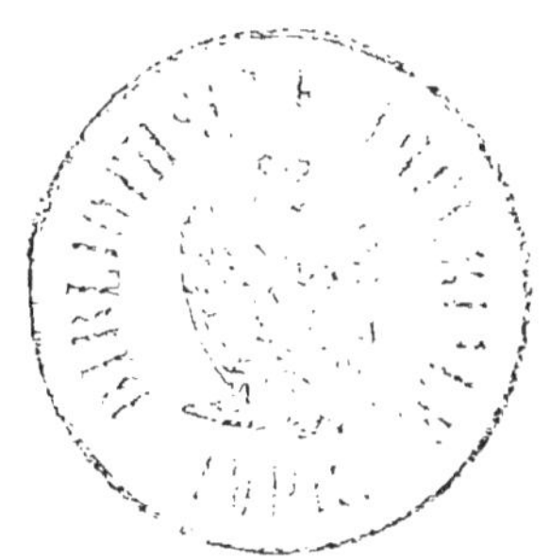

TABLE ANALYTIQUE.

TABLE ANALYTIQUE.

A

B

C

D

E

F

G

H

M

N

O

P

R

S

T

20.

TABLE DES MATIÈRES

PARIS. — Imprimerie Paul Dupont, rue de Grenelle-Saint-Honoré, 45.